JN056941

ご使用にあたって

　ノートのように使う参考書・・・これは使える。〜〜〜〜来
の参考書にとらわれないコンセプトで編集されています。使う側の
立場を最優先に、使いやすさを追及しています。つまり、いつでも
どこでも使えるコンパクトな体裁でありながら、内容はとても充実
しています。教科ごとにまとめ方も工夫されています。

　「解剖学ノートＣ＆Ｃ」は、敢えて図を載せていません。それは、
既にお手元の教科書等に優れた図があるからです。このノートは、
解剖学に必要な知識の「整理と点検」に的を絞って編集されています。
その点をご理解の上、お使い下さい。

　なお、疑問な点については教科書に戻って確認することをお勧め
します。照査することで、より確かな知識になるでしょう。また、
皆さんが必要と感じた項目や設問を追記することにより、完成度の
高いノートに仕上がっていくはずです。

2002 年 10 月

アイル編集グループ

〈おことわり〉

本書はアイルヒーリング研究社発行の『これは使える　解剖学ノートＣ
＆Ｃ』2019 年第 9 版をもとにした定本となります。法令や学説、病名
等はその時点のものに従っており、法改正等での内容見直しはいたしま
せんので、ご了承ください。

参考文献

1. 解剖学　河野邦雄、伊藤隆造、坂本裕和、前島 徹、樋口 桂　著
　　　　　　（社団法人東洋療法学校協会編、医歯薬出版株式会社発行）

2. 解剖学　岸 清、石塚 寛　編
　　　　　　（社団法人全国柔道整復学校協会監修、医歯薬出版株式会社発行）

3. 国家試験問題

目 次

3

CHARGE

第1章 解剖学基礎

1.人体の構成

	人体の構成	・細胞→組織→器官→器官系→人体	
	細胞	・人体の構成と機能を果たす最小単位	
	組織	・形態と機能を同じくする細胞の集まり	
	器官	・いくつかの組織が協同して一定の機能を営む組織群	
	器官系	・協力して作業を営む一連の器官群 ex.骨格系、筋系、消化系、呼吸系、泌尿系、生殖系、 　　内分泌系、脈管系、神経系、感覚系	

2.細胞の構造

	細胞膜	・細胞の外壁をなす膜　・厚さ≒8～10nm　・脂質二重層 ・中に蛋白質粒子、流動モザイクモデル　※補足説明後述	
	核	・**染色質**、核小体、核膜よりなる	
	核膜	・核と細胞質の境をなす　・**細胞分裂が始まると消失**する	
	染色質	・**凝集して染色体になり、個々の遺伝情報を担う**	
	染色体	・DNA(デオキシリボ核酸)＝タンパク質よりなる ・DNAの構成塩基→**アデニン**、グアニン、シトシン、チミン ・ヒトの染色体＝46(**常染色体＝44、性染色体＝2**) ・授精により**両親**(精子と卵子)からほぼ**同数**受ける	
	核小体	・リボゾーム合成の場　　・RNA(**リボ核酸**)を多く含む ・メッセンジャーRNA→DNAの**遺伝情報**を写し取って**核外に伝達**	
	細胞質	・細胞膜内の核を除く部分	
	細胞小器官	・**小胞体**、リボゾーム、リソソーム(ライソソーム)、 　**ミトコンドリア**(糸粒体)、**ゴルジ装置、中心小体**	
	小胞体	・**粗面小胞体→膜にリボゾームを有する** ・滑面小胞体→膜にリボゾームが無い	
	リボゾーム	・**タンパク質合成の場**	
	ゴルジ装置	・分泌顆粒の濃縮と加工に関与	
	ミトコンドリア (糸粒体)	・**エネルギー産生の場**(ATPを産生する) ・**内膜と外膜の二重の細胞膜に包まれる**(袋状)	
	ライソソーム リソソーム	・加水分解酵素を多く含む　　　　　　　＊水解小体 ・**細胞内消化**　　・老廃成分/異物の処理	
	中心小体	・**細胞分裂時に働く**.　通常1細胞中2個	
	紡錘糸	・有糸核分裂の時に現れる紡錘体を構成する	

CHARGE

3. 細胞の分裂

細胞の増殖	・**細胞分裂**によって行われる	
細胞分裂	・核の分裂の仕方により、無糸分裂と有糸分裂がある	
無糸分裂	・染色体形成をしない． 正常のヒトでは起こらない	
有糸分裂	・分裂後の染色体数は変化なし(ヒトの細胞分裂の殆ど)	
	・進行は4期、前期→中期→後期→終期	
前期	・**中心小体が2分し、両極に移動**を開始する	
	・染色質は染色体に変わり、**核小体は消失**する	
中期	・**核膜は消失、染色体が赤道面に配列、紡錘糸が付着**する	
後期	・染色体は2個の**娘染色体**に分かれ、**両極に移動**する	
終期	・娘染色体は染色質の状態に戻り、核膜に包まれる	
	・核小体が現れ、細胞質はくびれ2個の娘細胞になる	
減数分裂	・生殖細胞(精子、卵子)が作られるときの特殊な分裂	
	・染色体数は半減する(細胞分裂2回、染色体分裂1回)	

4. 人体の発生

受精	・精子と卵子が合体すること　・卵管膨大部で起こる	
ヒトの染色体	・男女とも46個(**常染色体44、性染色体2**)	
	・**染色体の異常→**ex.**ダウン症(21番常染色体のトリソミー)**	
受精前	・染色体数が半分23となる(常染色体22、性染色体1)	
女性	・**卵子(22＋X)＋精子(22＋X)＝44＋XX**	
男性	・**卵子(22＋X)＋精子(22＋Y)＝44＋XY**	
受精卵の 着床	・**胚盤胞(胞胚)が子宮内膜に付着**、中に侵入し定着する	
	・着床は排卵後約1週間目(**受精後約6日目**)に起こる	
胚 (胎児を構成)	・分割を繰り返した受精卵(桑実胚、胞胚)の内部の細胞塊	
	・外胚葉と内胚葉が生じ、この2層間に中胚葉が生じる	
	＊羊膜は胚盤の外肺葉と連続する	
外胚葉	・皮　膚：表皮、**毛**、爪、皮膚腺	
	・**神経系**：脳、**脊髄**、末梢神経	
	・感覚器：味覚、嗅覚、聴覚、平衡覚、**視覚(網膜)**	
中胚葉	・骨格系：骨、軟骨、歯、**結合組織(ex.真皮)**	
	・**筋**系：横紋筋、平滑筋	
	・循環系：心臓、血管、リンパ管、**血液**	
	・泌尿生殖系：**腎臓**、精巣、子宮、卵巣	
内胚葉	・消化器：胃、**腸(小腸上皮)**、肝臓、膵臓(**膵島**)	
	・呼吸器：喉頭、気管、気管支、肺　　・尿路：膀胱、尿道	

CHARGE

5. 組織

組織	・形態と機能を同じくする細胞の集まり	
組織の区別	・上皮組織、結合組織（支持組織）、筋組織、神経組織	

(1)上皮組織・・・体表面、体内体腔、管腔などの表面を覆う

①機能的分類

被蓋上皮	・器官の表面を覆う	
保護上皮	・機械的刺激から内部を守る	
感覚上皮	・刺激を受容する機能が発達している	
吸収上皮	・物質を吸収するのに役立つ	
分泌上皮（腺）	・分泌機能が発達している＝腺上皮（腺細胞）	

②形態的分類

単層扁平上皮	・体腔内面を覆う ex.胸膜、**腹膜**、**血管**内面、肺胞	
重層扁平上皮	ex.皮膚の**表皮**、口腔、**歯肉**、咽頭、**食道**、肛門	
単層立方上皮	ex.腎臓尿細管、**甲状腺**、脳室系の内面	
重層立方上皮	ex.汗腺の導管	
単層円柱上皮	ex.消化器系（**胃**、**小腸**から直腸上部まで）	
重層円柱上皮	ex.結膜円蓋、尿道海面体部	
単層**線毛上皮**	ex.**卵管**粘膜	
多列線毛円柱上皮	ex.鼻腔、喉頭、**気管**、**気管支**	
移行上皮	・内腔の容積に応じて重層する細胞の数が変わる ・**最も伸縮性が高い**　ex.腎杯、腎盂、**尿管**、**膀胱**	

(2)結合組織（**支持組織**）

＊組織や器官の結合、間隙の充填（**細胞間基質に富む**）→立体的構築を支持

①線維性結合組織

膠原線維	・張力に対し強い抵抗力を持つ	
弾性線維	・ゴム様の弾性を持つ　ex.**黄色靭帯**	
細網線維	・膠原線維より細く、枝分れした線維	
疎性結合組織	・膠原線維が疎に配列し、弾性線維を含む ex.**皮下組織**、粘膜下組織、外膜	
密性結合組識 （緻密結合組織)	・太い**膠原線維**が密に配列→張力を制御する部位 ex.筋膜、**腱**、**靭帯**、**真皮**	

CHARGE

②細網組織

組織の構成	・**細網**線維群に大食細胞が点在している	
免疫機能	・血液中、リンパ液中を流れる異物を捕食する	
細網内皮系	・肝臓、脾臓、リンパ節、骨髄	

③細胞

大食細胞 マクロファージ	・食作用によって異物を取り込み処理	
	・細胞質に**多数のリソソーム**が含まれる	
肥満細胞	・ヒスタミンを含む大量の顆粒を抱える	
形質細胞	・Bリンパ球から分化	
脂肪細胞	・細網線維中に脂肪細胞が存在　ex.皮下脂肪、腸間膜	
	・役割→エネルギーの貯蔵、器官の保護（緩衝作用）	

④軟骨組織

組織の構成	・軟骨細胞＋軟骨基質.　軟骨基質により3種あり	
硝子軟骨	・軟骨基質は細かい膠原線維と多糖類	
	ex.関節軟骨、肋軟骨、気管軟骨、輪状・甲状軟骨	
弾性軟骨	・軟骨基質に弾性繊維を多く含む	
	ex.**耳介軟骨**、外耳道軟骨、耳管軟骨、**喉頭蓋軟骨**	
線維軟骨	・軟骨基質の多くは太い膠原線維	
	ex.恥骨結合、**椎間円板**、関節円板、関節唇、**関節半月**	

⑤骨組織

構成	・骨細胞＋骨基質	
機能	・骨格の構築に役立つ支持組織	

⑥血液とリンパ

血液　細胞成分	・**赤血球（無核）、白血球（有核）**、血小板（無核）	
液体成分	・血漿蛋白、ミネラル、糖質、脂質など	
リンパ	・細胞成分＝リンパ球　　・液体成分＝血漿に類似	

※細胞膜の補足説明

単純拡散	・脂溶性物質は細胞膜の脂質二重層を自由に通過する	
促通拡散	・細胞膜に埋め込まれた担体蛋白質によって運ばれる	
イオンポンプ	・イオンはポンプ（蛋白質）によって運ばれる→能動輸送	
イオンチャネル	・特定のイオンだけを通す孔	
食作用	・**細胞膜が物質を包み込んで細胞内に取り込む**	

CHARGE

(3)筋組織・・・収縮能に富む筋細胞の集まり

①分類（形態的、機能的）

横紋筋	ex.**骨格筋、心筋**（特殊横紋筋）、**横隔膜、尿道括約筋**	
平滑筋	ex.内臓筋（消化管、血管、尿管、卵管、膀胱、子宮）	
随意筋	・自己の意志により機能→骨格筋	
不随意筋	・自己の意志とは無関係に機能→平滑筋、**心筋**	

②骨格筋

構成	・全身の骨、顔面皮膚に付着	
形態	・**多核細胞で横紋構造を持つ、円柱形** ・時に長さ10cmを超える	
筋原線維	・アクチン（細い）、ミオシン（太い）の2種類	
神経支配	・脳神経、脊髄神経支配→**随意筋** ・神経との接合部→**神経筋接合部**（運動終板）	

③心筋

構成	・心臓の筋層を構成	
形態	・**円柱形** ・**単核細胞**で横紋構造を持つ ・**細胞質は分岐し、網目を形成する**	
機能的 合胞体	・細胞間に**横線がある**→ギャップ結合（ギャップジャンクション） ・**ギャップ結合**→細胞間の情報交換に関与する	
刺激伝導系	・心臓の歩調とりを行う心筋細胞群	
神経支配	・自律神経支配→不随意筋 ・交感神経→心臓神経、副交感神経→迷走神経	

④平滑筋

構成	・内臓の管状/囊状器官、血管、毛様体筋、立毛筋	
形態	・**紡錘形** ・**単核細胞**でアクチンの中にミオシンが散在	
神経支配	・自律神経支配→不随意筋	

(4)神経組織

神経組織	・神経細胞＋神経膠細胞（支持細胞）	
神経細胞	・ニューロン＝神経細胞体＋突起 ・**分裂増殖はしない**	
神経膠細胞 （グリア細胞）	・**星状膠細胞→血液脳関門を形成する** ・**希突起膠細胞→中枢神経系の髄鞘をつくる**（支持細胞） ・小膠細胞→食作用をもち異物や有害物質を除去する	
シュワン細胞	・**末梢神経の髄鞘をつくる**神経膠細胞 ＊外套細胞	

CHARGE

6.解剖学的用語

(1)人体の区分

①体幹各部の境界

	頭と頚	・下顎の下縁—顎関節—乳様突起—外後頭隆起	
		＊頭部と頚部の境界線はオトガイ(下顎骨の先端)を通る	
	頚と胸	・胸骨上縁—鎖骨上縁—肩甲骨の肩峰—第7頚椎棘突起	
	胸と腹	・胸骨の剣状突起—左右の肋骨弓—第12胸椎棘突起	
	腹と下肢	・鼠径溝—上前腸骨棘—腸骨稜—尾骨—殿裂—陰部大腿溝	
	会陰	・左右の陰部大腿溝と肛門と外陰部に囲まれた部分	
		・広義→恥骨結合、坐骨結節、尾骨を結ぶ菱形の部位	

	ヤコビー線	・腸骨稜上線→左右腸骨稜の最高点を結ぶ線(L4棘突起の高さ)	

②体肢の境界

	体幹と上肢	・三角筋大胸筋溝—三角筋の起始縁—腋窩深部の前後線	
	上腕	・肘関節部分より上	
	前腕	・肘関節より下、手首より上	
	手	・手首より下　　・前面＝手掌　　・後面＝手背	
	体幹と下肢	・鼠径溝—上前腸骨棘—腸骨稜—尾骨—殿裂—陰部大腿溝	
	大腿	・膝関節部分より上	
	下腿	・膝関節より下、足首より上	
	足	・足首より下　　・足の裏＝足底　　・足の甲＝足背	

(2)人体の方向位置

	矢状面	・前後方向の水平線を含む鉛直面　　・正面から矢が貫く	
	正中面	・矢状面のうち身体を左右に折半する面で、1面のみ	
	前頭面	・矢状面に垂直な鉛直面	
	水平面	・直立した姿勢で地面に平行な面	
	内側と外側	・内側＝正中面に近い　　・外側＝正中面から遠い	
	浅と深	・浅＝体表に近い　　・深＝中心に近い	
	前と後	・前(腹側)＝体の前面に近い　・後(背側)＝体の後面に近い	
	上と下	・直立位において上と下を表わす	
	近位と遠位	・近位＝体幹に近い　　・遠位＝体幹から遠い(体肢)	

CHECK

↓CHECK欄＝演習問題をマスターしたか？　　　　　　　　　　　??=○？×？

	1	生殖細胞の分裂を何分裂というか？
＊	2	線毛上皮を有する器官はどれか？　血管、大腸、気管、子宮、尿管、食道
＊	3	外胚葉に由来するのはどれか？　肝臓、心臓、喉頭、脊髄、膀胱、肺、眼球
	4	筋組織で横線があるのはどれか？　大腿二頭筋、子宮筋、幽門括約筋、心筋
	5	細胞間基質に富むのはどれか？　上皮組織、神経組織、筋組織、支持組織
	6	末梢神経の髄鞘を成すのは？　神経節細胞、星状膠細胞、シュワン細胞、線維芽細胞
	7	人体の基準面のうち1面しかないのはどれか？　正中面、矢状面、水平面、前頭面
	8	筋層が横紋筋からなるのはどれか？　心臓、小腸、子宮、膀胱、尿管
＊	9	線維軟骨からなるのはどれ？　肋軟骨、耳介軟骨、椎間円板、関節軟骨、関節半月
	10	弾性軟骨はどれか？　椎間円板、関節唇、気管軟骨、肋軟骨、耳介軟骨
	11	上皮と器官の組合せで正しいのはどれ？　①重層扁平上皮－食道　②移行上皮－胃 ③多列線毛上皮－膀胱　④単層円柱上皮－血管　⑤重層立方上皮－小腸
	12	平滑筋線維について正しいのはどれか？　①筋原線維がない　②紡錘形である ③多核である　④随意筋を構成する　⑤ギャップジャンクションがみられる
	13	細胞間の情報交換に関与するのはどれか？　①接着帯　②タイト結合（密着帯） ③デスモゾーム（接着斑）　④ギャップ結合（細隙結合）
	14	上皮組織を構成するのはどれか？　線維芽細胞、脂肪細胞、神経細胞、腺細胞
	15	細胞において核の外に遺伝情報を伝達するのは何か？
	16	ダウン症において異常がみられる主たる染色体は何か？
	17	受精と発生で正しいのはどれか？　①胎盤で母体と胎児の血液が混ざり合う　②桑実胚 の状態で着床する　③受精は卵管膨大部で起こる　④受精と同時に透明帯は消失する
	18	体の区分で正しいのは？　①骨盤部の後面を腰部という　②頸部の前面を項部という ③頸部と胸部の境界線は烏口突起を通る　④頭部と頸部の境界線はオトガイを通る

1 → 減数分裂	9 → 椎間円板と関節半月	17 →③受精は卵管膨大部～
2 → 気管	10 → 耳介軟骨	18 →④頭部と頸部の～
3 → 脊髄と眼球	11 →①重層扁平上皮－食道	
4 → 心筋	12 →②紡錘形である	
5 → 支持組織	13 →④ギャップ結合	※ ・透明帯
6 → シュワン細胞	14 → 腺細胞	→卵子の細胞膜を取り巻く
7 → 正中面	15 → RNA（リボ核酸）	糖タンパク。受精後も残る。
8 → 心臓	16 → 21番常染色体(トリソミー)	

CHECK

1	有糸分裂で、各々の染色体から分かれた娘染色体が両極に移動するのは、何期か？	
2	血液脳関門の形成に関わるのは？ 上衣細胞、希突起細胞、星状膠細胞、小膠細胞	
3	受精卵が両親からほぼ同量ずつ受けとるのはどれか？	
	リボソーム、小胞体、ミトコンドリア、染色体、中心小体	
*4	発生学的に正しい組合せはどれか？	
	真皮-外胚葉、 網膜-外胚葉、 涙腺-内胚葉、 肝細胞-中胚葉、 赤血球-内胚葉	
5	細胞の有糸分裂において、染色体が赤道面に配列する期はいつか？	
6	内胚葉から分化するのはどれか？ 小腸上皮、赤血球、表皮、平滑筋、視細胞	
7	結合組織の細胞について正しいのはどれか？ ①形質細胞はTリンパ球から分化する ②大食細胞の細胞質には大量のリソソームが含まれる ③肥満細胞の細胞質は大量の中性脂肪で占められる ④脂肪細胞の細胞質はコレステロールで占められる	
8	体表構造について中胚葉に由来するのはどれか？ 表皮、真皮、毛、爪、皮膚腺	
9	神経膠細胞で中枢神経の髄鞘形成に関与する細胞は何か？	
10	腹膜を形成する上皮は、何上皮に分類されるか？	
11	発生について正しいのはどれか？ ①受精は子宮内で起こる ②着床は胚盤胞の段階で起こる ③受精後4週目以降を胎児と呼ぶ ④胎児の臍動脈と母体の子宮動脈はつながっている	
12	気管の内面にみられる上皮は何上皮か？	
13	膜輸送で正しいのは？ ①能動輸送－担体蛋白質を介して物質が細胞に取り込まれる ②単純拡散－濃度勾配に逆らって物質が細胞膜を通過 ③食作用－細胞膜が物質を包み込んで細胞内に取りこむ ④促通拡散－ATP分解で生じたエネルギーを利用する	
14	人体の発生で正しいのはどれか？ ①受精は子宮内で起こる ②透明帯は受精直後に消失する ③羊膜は胚盤の外胚葉と連続する ④母体と胎児の血液は胎盤で混ざり合う	

1 → 後期	9 → 希突起膠細胞	
2 → 星状膠細胞	10 → 扁平上皮（単層）	
3 → 染色体	11 →②着床は胚盤胞の～	
4 → 網膜-外胚葉	12 → 多列線毛上皮	
5 → 中期	13 →③食作用－細胞膜が～	
6 → 小腸上皮	14 →③羊膜は～連続する	
7 →②大食細胞～リソソーム～		
8 → 真皮（結合組織）		

CHECK

*	1	細胞小器官の中で、細胞内消化を行なうのは何か？
*	2	細胞小器官の中で、細胞活動のエネルギー産生の場となるのは何か？
	3	線維性結合組織をつくる線維の中で、靭帯に最も多く含まれるのは何か？
	4	広義の会陰を形成しないのはどれか？　恥骨結合、坐骨結節、上前腸骨棘、尾骨
*	5	弾性軟骨はどれか？　椎間円板、肋軟骨、気管軟骨、関節円板、耳介軟骨
*	6	外胚葉から発生するのはどれか？　肝臓、尿道、脊髄、心臓、精巣
	7	誤っている組合せはどれか？　①重層扁平上皮－胃粘膜　②線毛上皮－卵管粘膜　③多列線毛上皮－気管支粘膜　④単層円柱上皮－小腸粘膜　⑤移行上皮－膀胱粘膜
	8	誤っているのはどれか？　①筋原線維にミオシンが含まれる　②骨格筋は随意筋である　③心筋細胞は分岐する　④平滑筋は単核細胞である　⑤平滑筋は横紋を呈する
	9	細胞小器官でないのは？　ゴルジ装置、　ヘモグロビン、　粗面小胞体、　リソソーム
	10	有糸分裂で誤りはどれか？　①核小体は消失する　②中心小体は両極に移動する　③紡錘糸は細胞膜に付着する　④核膜は消失する　⑤染色体は赤道面に配列する
	11	受精卵が着床するのは、受精後のおよそ何日目か？
	12	内膜と外膜の二重の膜に包まれているのはどれか？　核小体、　ゴルジ装置、　リボゾーム、　ミトコンドリア、　リソソーム
	13	中胚葉から分化するのはどれか？　表皮、　腎臓、　膵臓、　脊髄、　膀胱
	14	DNAを構成する塩基はどれか？　アデノシン、アクチン、アミン、アデニン
	15	不随意筋はどれか？　眼輪筋、広頚筋、心筋、外肛門括約筋
	16	中枢神経の支持細胞はどれ？　グリア細胞、シュワン細胞、セルトリ細胞、ルティン細胞
	17	内胚葉から分化するのはどれか？　眼球、子宮、大脳、肝臓、骨格筋
	18	核を持たないのはどれか？　形質細胞、赤血球、リンパ球、単球
	19	体幹と体肢の位置関係を示すのはどれか？　上下、前後、内外、遠近、浅深
	20	血液が分類されるのはどれか？　上皮組織、支持組織、筋組織、神経組織
	21	ヒトの体細胞内の常染色体の数はいくつか？

1 → ライソソーム	9 → ヘモグロビン、は血色素	17 → 肝臓
2 → ミトコンドリア	10 →③：紡～は染色体に付着	18 → 赤血球
3 → 膠原線維	11 → 受精後およそ6日目	19 → 遠近（遠位-近位）
4 → 上前腸骨棘、形成せず	12 → ミトコンドリア	20 → 支持組織
5 → 耳介軟骨	13 → 腎臓	21 → 44本
6 → 脊髄	14 → アデニン	
7 →①：正「単層円柱上皮-」	15 → 心筋	
8 →⑤：横紋は骨格筋	16 → グリア細胞	

CHARGE

第2章 骨格系

1. 骨格系···骨、軟骨、靭帯よりなる

(1)骨の役割

支持	・内臓を支え、身体の支柱をなす	
運動	・関節を支点に筋の収縮により運動が起こる	
保護	・身体の諸器官を保護する ex.脳－頭蓋腔、胸部内臓－胸郭、膀胱/生殖器－骨盤	
電解質の貯蔵	・カルシウム(99%)、リンなどの電解質を貯える	
造血作用	・骨髄に造血機能がある	

(2)骨の数

全身		200個	＊耳小骨、種子骨は除く	
体幹	頭蓋	23	脳頭蓋5種7個、顔面頭蓋10種16個	
	脊柱	26	頸椎(7)、胸椎(12)、腰椎(5)、仙骨(1)、尾骨(1)	
	胸郭	25	肋骨24個、胸骨1個	
体肢	上肢	64	(8種32個)×2	
	下肢	62	(8種31個)×2	

(3)骨の形状

長骨	・細長い管状の骨 ・中央＝骨幹 ・両端＝骨端 ex.上腕骨、橈骨、尺骨、大腿骨、脛骨、腓骨、指骨	
短骨	・サイコロ状の骨で突出した長軸を持たない ex.手根骨、足根骨、椎骨	
扁平骨	・板状の扁平な形をした骨 ex.肋骨、胸骨、頭頂骨	
含気骨	・骨内部に空洞をもつ骨 ex.前頭骨、上顎骨、篩骨、蝶形骨、側頭骨(乳突蜂巣)	
混合骨	・2種以上の形態が複合するもの ex.肩甲骨、蝶形骨、側頭骨	
種子骨	・特定の骨や靭帯の中にある豆状の骨 ex.膝蓋骨	

CHARGE

(4)骨の構造と化学的性状

①骨

	構成	・骨膜、骨質(骨皮質)、骨髄、軟骨	

②骨膜

	骨膜	・関節面を除く、骨の表面を包む密生結合組織の膜	
		・血管と神経が豊富　・骨の発生/成長/知覚等に関与	
	シャーピーの線維	・骨質に直接進入して強固に結合する	

③骨質

	骨質(骨皮質)	・骨組織からなり、骨の実質	
	緻密質	・骨質の表層をなす　・骨層板により構成される	
	骨層板	・骨細胞列の間にできる層	
	骨基質	・層板を形成する膠原線維　・中に骨小腔が並ぶ	
	骨小腔	・骨層板に沿って並ぶ　・骨細胞が入る	
	骨細胞	・骨細胞、骨芽細胞、破骨細胞	
	ハバース層板	・ハバース管を中心に同心円状をなす骨層板の層	
	ハバース管	・緻密質内を縦軸方向に走行する血管を通す管腔	
	フォルクマン管	・緻密質内を横軸方向に走行する血管を通す管腔	
	海綿質 スポンジ様	・骨梁により髄腔を埋める．　ex.長骨の骨間部	

④骨髄質(骨髄)

	赤色骨髄	・造血作用、食作用　・小児の髄腔に多い　　ex.胸骨体	
	黄色骨髄(成人)	・長管骨の赤色骨髄が脂肪組織に置換されたもの	

⑤軟骨

	関節軟骨	・関節面を覆い、運動を円滑にし、緩衝帯となる	
	骨端軟骨	・硝子軟骨、骨の長さの成長に関与　・成人で骨端線	

(5)骨の発生と成長

	軟骨内骨化	・軟骨で骨の原型が作られ、骨に置き換えられる	
	置換骨	・軟骨内骨化により発生した骨　・人骨のほとんど ex.寛骨	
	膜内骨化	・線維性結合組織の中に化骨点ができ直接骨になる	
	付加骨	・膜内骨化により発生した骨　ex.頭蓋底除く頭蓋骨、鎖骨	
	長さの成長	・骨端軟骨の分裂増殖による軟骨内骨化	
	太さの成長	・骨膜下の膜内骨化による	

CHARGE

2.人体各部の骨

1)頭蓋骨

頭蓋骨	・脳頭蓋と顔面頭蓋に大別される	

(1)脳頭蓋

頭蓋腔の構成	・6種8個の脳頭蓋骨が関与、2種は左右対、4種は無対 ・前頭骨1、頭頂骨2、側頭骨2、後頭骨1、篩骨1、蝶形骨1	
頭蓋冠	・頭蓋腔の屋根になる部分	
頭蓋底	・頭蓋腔の床になる部分	

(2)頭蓋冠

頭蓋冠	・頭蓋腔の天井部分、扁平骨で、付加骨 ・前頭骨、頭頂骨、後頭骨、側頭骨で構成	
冠状縫合	・**前頭骨**と左右**頭頂骨**の結合	
矢状縫合	・左右の**頭頂骨**の結合	
人字縫合	・**後頭骨**と左右**頭頂骨**の結合＝λ**(ラムダ)縫合**	
鱗状縫合	・**側頭骨**と**頭頂骨**の結合	
他の縫合	ex.**蝶頭頂**縫合、蝶鱗縫合、蝶前頭縫合、頬骨側頭縫合	
大泉門	・**冠状縫合**と**矢状縫合**の交差部 ・生後2才半で骨化→泉門の中で**最後に閉鎖**	
小泉門	・**矢状縫合とラムダ縫合の交差部**　・生後3ヶ月で骨化	
その他	・前側頭泉門、後側頭泉門	

(3)頭蓋底・・・内頭蓋底(頭蓋底の内面)、外頭蓋底(頭蓋底の下面)

①内頭蓋底

内頭蓋底	・頭蓋腔の内面から見た頭蓋底で、脳の底面に対する ・**前頭骨**、篩骨、蝶形骨、側頭骨、後頭骨、(頭頂骨)で構成 ・前頭蓋窩、中頭蓋窩、後頭蓋窩に分かれる	
前頭蓋窩	・前頭骨、篩骨、蝶形骨で構成　　・脳の前頭葉が入る	
特徴	・篩骨篩板、鶏冠、蝶形骨の小翼	
中頭蓋窩	・蝶形骨(後)、側頭骨(前)で構成　・脳の側頭葉が入る	
特徴	・トルコ鞍、下垂体窩、視神経管、蝶形骨大翼、上眼窩裂、 　正円孔、卵円孔、**棘孔**、破裂孔	
後頭蓋窩	・主に後頭骨/側頭骨錐体で構成、後頭葉や小脳に対応	
特徴	・大後頭孔、**内耳孔**、頸静脈孔、舌下神経管	

CHARGE

②外頭蓋底

外頭蓋底	・下顎骨と舌骨を除いて頭蓋を下面より見た頭蓋底 ・上顎骨、**後頭骨**、口蓋骨、**蝶形骨**、**側頭骨**、(頭頂骨)、 鋤骨、頬骨で構成
特徴	・歯列弓、歯槽突起、後鼻孔、翼状突起、頬骨弓、下顎窩、 乳様突起、茎状突起、後頭顆、外後頭隆起、上項線など

(4)脳頭蓋をつくる骨[6種8個]　　( )内は骨数

前頭骨（1）	眼窩上孔	・眼神経(三叉神経第1枝)が通過	
	前頭洞	・副鼻腔の一つ	
頭頂骨（2）			
側頭骨（2）	内耳孔	・顔面神経、内耳神経　＊顔面神経管の一端	
～後頭骨	頚静脈孔	・舌咽神経、**迷走神経**、副神経、内頚静脈	
	茎乳突孔	・顔面神経　　＊**顔面神経管の一端**	
	頚動脈管	・内頚動脈	
	頬骨突起	・頬骨と結合	
	乳様突起	・胸鎖乳突筋の停止部	
	茎状突起	・茎突舌骨筋などが付着	
	乳突蜂巣	・含気骨→空洞が乳突蜂巣、前方は**鼓室**	
	下顎窩	・顎関節を形成	
後頭骨（1）	大後頭孔	・延髄、**椎骨動脈**	
	舌下神経管	・舌下神経	
	後頭顆	・環椎後頭関節を形成	
蝶形骨（1）	視神経管	・視神経、眼動脈	
	上眼窩裂	・動眼神経、滑車神経、外転神経、眼神経	
	正円孔	・上顎神経(三叉神経第2枝)	
	卵円孔	・下顎神経(三叉神経第3枝)	
	棘孔	・**中硬膜動脈**	
	トルコ鞍	・下垂体がはまり込む	
	翼状突起	・内側翼突筋、外側翼突筋の起始部	
	翼突管	・翼口蓋神経が入る	
	蝶形骨洞	・副鼻腔の一つ	
篩骨（1）	篩板	・嗅神経	
	中鼻甲介	・鼻腔での気道の形成に関与	
	篩骨洞	・副鼻腔の一つ	

CHARGE

(5)顔面頭蓋

顔面頭蓋	・9種15個の顔面骨により構成される	
眼窩	・眼窩口、視神経管、上眼窩裂、下眼窩裂、前頭切痕、 眼窩上孔、鼻涙管、眼窩下孔	
眼窩の構成	・**前頭骨**、**蝶形骨**、**頬骨**、**上顎骨**、口蓋骨、涙骨、篩骨	
鼻腔	・梨状口、後鼻孔、鼻中隔、鼻甲介、鼻道、鼻涙管	
鼻腔の構成	・**前頭骨**、**蝶形骨**、**上顎骨**、口蓋骨、**篩骨**、鼻骨、鋤骨 etc.	
副鼻腔	・鼻腔を取り巻く骨にある多数の空洞→鼻腔と交通 ex.前頭洞、**篩骨**洞、**蝶形骨**洞、**上顎**洞	
口腔	・口蓋、オトガイ隆起、オトガイ孔	

(6)顔面頭蓋をつくる骨［9種15個］

鼻骨（2）		・鼻根部を構成	
涙骨（2）		・涙嚢を入れる	
下鼻甲介（2）		・鼻腔の外側壁から鼻腔内に突き出る	
上顎骨（2）	**眼窩**下孔	・上顎神経(三叉神経第2枝)が通過	
	前頭突起	・前頭骨と結合	
	頬骨突起	・頬骨と結合	
	歯槽突起	・上歯が並ぶ	
	口蓋突起	・口腔の天井（口蓋）をつくる	
	上顎洞	・副**鼻腔**→中鼻道に開口	
下顎骨（1）	**関節突起**	・**側頭骨の側頭窩と顎関節をつくる**	
	筋突起	・**側頭筋が停止**	
	オトガイ孔	・下顎管の出口、オトガイ神経を出す	
	下顎管	・下歯槽神経、下歯槽動・静脈を通す	
頬骨（2）	側頭突起	・側頭骨の頬骨突起と結合	
〜側頭骨	頬骨弓	・咬筋の起始部	
口蓋骨（2）	水平板	・口蓋の後ろ1/3	
	垂直板	・＝鉛直板、鼻腔の側面と底面を構成	
鋤骨（1）		・**鼻中隔をつくる**	
舌骨（1）		・筋の付着だけで位置を保つ	

CHECK

	1	大泉門を囲む骨はどれと、どれか？　前頭骨、側頭骨、頭頂骨、後頭骨
*	2	副鼻腔を有しない骨はどれか？　前頭骨、下顎骨、蝶形骨、篩骨、側頭骨、上顎骨
	3	下顎骨の外側にあるのはどれか？　外側翼突筋、顎動脈、顔面動脈、舌下神経
*	4	側頭骨にみられるのはどれか？　乳様突起、翼状突起、筋突起、歯槽突起
	5	後頭蓋窩にみられるのはどれか？　トルコ鞍、正円孔、内耳孔、破裂孔
	6	蝶形骨にみられないのはどれ？　視神経管、上眼窩裂、内耳孔、卵円孔、正円孔
	7	骨組織について誤っているのはどれか？　①骨髄は造血作用をもつ ②骨膜は関節面では欠ける　③ハバース管は緻密質にある ④骨層板の中心にはフォルクマン管がある　⑤ハバース管には血管が通る
	8	頭蓋の骨と骨にある穴との組合せで正しいのはどれか？　①蝶形骨－頸静脈孔 ②前頭骨－上眼窩裂　③上顎骨－正円孔　④後頭骨－卵円孔　⑤側頭骨－内耳孔
	9	鼻中隔を構成する骨はどれか？　涙骨、下鼻甲介、頬骨、鋤骨、鼻骨
	10	頭頚部の動脈で大後頭孔を通る動脈は何か？
	11	軟骨内骨化をするのはどれか？　頭頂骨、側頭骨、上顎骨、鎖骨、寛骨
*	12	膜内骨化により形成されるのはどれか？　前頭骨、上腕骨、肋骨、腸骨、頭頂骨
	13	黄色骨髄はどのような組織からなるか？
	14	骨膜はどのような組織からなるか？
	15	下顎骨にみられないのはどれか？　下顎角、下顎頸、下顎窩、下顎枝、下顎孔
	16	頭頂骨と縫合をつくらないのはどれか？　前頭骨、側頭骨、蝶形骨、頬骨、後頭骨
	17	頭蓋の骨とその穴との組合せで誤っているのはどれか？　①前頭骨－眼窩上孔 ②上顎骨－眼窩下孔　③蝶形骨－正円孔　④側頭骨－卵円孔　⑤後頭骨－舌下神経管
	18	側頭骨にあるのはどれ？　眼窩上孔、視神経管、翼突管、頸動脈管、舌下神経管
	19	新生児の頭蓋において最後に閉鎖する泉門は何か？
	20	頭蓋の骨で茎状突起がある骨は何か？
	21	次の頭蓋骨で2個あるのはどれか？　篩骨、鋤骨、蝶形骨、鼻骨、舌骨

1 → 前頭骨と頭頂骨	9 → 鋤骨	17 →④：正「蝶形骨－卵円孔」
2 → 下顎骨と側頭骨	10 → 椎骨動脈	18 → 頸動脈管
3 → 顔面動脈	11 → 寛骨	19 → 大泉門
4 → 乳様突起	12 → 前頭骨と頭頂骨	20 → 側頭骨
5 → 内耳孔	13 → 脂肪組織	21 → 鼻骨
6 → 内耳孔	14 → 密生結合組織	
7 →④：～ハバース管がある	15 → 下顎窩（側頭骨にある）	
8 →⑤側頭骨－内耳孔	16 → 頬骨、はつくらない	

CHECK

	1	乳突蜂巣が存在する頭蓋の骨は何か？
	2	一対の頭蓋骨はどれか？　後頭骨、下顎骨、頭頂骨、鋤骨
	3	下顎骨で体表から触れないのはどれか？　下顎頭、筋突起、オトガイ隆起、下顎角
	4	フォルクマン管はシャーピー線維の通路である??
	5	ハバース層板は一度できたらそのまま一生維持される??
	6	長骨骨幹の緻密質には細胞は存在しない??
	7	骨で神経が豊富に分布するのはどれか？　骨膜、緻密質、赤色骨髄、骨端軟骨
	8	眼窩と鼻腔の両方の構成に関与する骨はどれか？　上顎骨、鼻骨、頬骨、鋤骨
	9	結合組織性骨化(膜性骨化)するのはどれか？　上腕骨、鎖骨、肩甲骨、胸骨
	10	長骨で長軸方向に走行するのはどれか？ ハバース管、フォルクマン管、栄養管、シャーピー線維
*	11	誤っている組合せはどれか？　①蝶形骨－視神経管 ②側頭骨－内耳孔　③後頭骨－舌下神経管　④前頭骨－卵円孔
	12	鼻腔を形成しない骨はどれか？　篩骨、頬骨、蝶形骨、上顎骨、前頭骨
	13	副鼻腔を有するのはどれか？　側頭骨、頬骨、蝶形骨、鼻骨、下顎骨
	14	側頭筋が停止する骨は何か？　また、その骨のどの部位か？
	15	骨の太さの成長に関与するのはどれか？ 骨端軟骨、関節軟骨、海綿骨、骨膜、骨基質
	16	骨に存在しないのはどれか？ 海綿質、シャーピー線維、ディッセ腔、ハバース層板、フォルクマン管
	17	頭蓋冠を構成する骨で、ラムダ縫合を形成するのは何か？
	18	含気骨はどれか？　頭頂骨、後頭骨、篩骨、下顎骨、椎骨
	19	小泉門が位置する縫合の交点は、どの縫合の交点か？
	20	中硬膜動脈が通過するのはどれか？　正円孔、卵円孔、棘孔、破裂孔、大後頭孔

1 → 側頭骨	9 → 鎖骨	17 → 頭頂骨と後頭骨
2 → 頭頂骨	10 → ハバース管	18 → 篩骨
3 → 筋突起、は触れない	11 →④：正「蝶形骨－卵円孔」	19 → 矢状縫合とラムダ縫合
4 →×、血管の通路である	12 → 頬骨、は構成しない	20 → 棘孔
5 →×、リモデリングされる	13 → 蝶形骨	
6 →×、骨細胞が並ぶ	14 →「下顎骨」の「筋突起」	
7 → 骨膜	15 → 骨膜	※ ・ディッセ腔
8 → 上顎骨	16 → ディッセ腔(肝臓にある)	→肝の類洞周囲隙

CHARGE

2)脊柱

	脊柱の構成		・頚椎(7)、胸椎(12)、腰椎(5)、仙骨(1)、尾骨(1)	
	椎骨の基本		・椎体＋椎孔＋椎弓(棘突起＋横突起＋上・下関節突起)	

	第1頚椎	＝環椎	・椎体が無い	
		上関節窩	・後頭骨の後頭顆と環椎後頭関節をなす	
	第2頚椎	＝軸椎	・第1頚椎との間には椎間板は無い	
		歯突起	・環椎の歯突起窩と環軸関節をなす	
	第3〜6頚椎	横突孔	・椎骨動脈、椎骨静脈が通る	
		棘突起	・先端が分れる	
	第7頚椎	＝隆椎	・棘突起長く、先端は分れていない	
	胸椎	横突肋骨窩	・肋骨結節関節面と肋横突関節をつくる	
	腰椎	乳頭突起	・固有の横突起	
		副突起	・本来の横突起が小さく残ったもの	
		肋骨突起	・肋骨の融合したもの	
	仙椎(5)	岬角	・仙骨底の前縁、前方に突出している	
	→仙骨(1)	耳状面	・腸骨(寛骨)と結合し、仙腸関節をつくる	
		正中仙骨稜	・棘突起に相当　・仙骨孔(前/後)＝4対	
		仙骨角	・仙骨裂孔両側　・体表から触れる	

3)胸郭

	胸郭の構成		・胸骨(1)、胸椎(12)、肋骨(12 対＝24)	
	胸骨の構成		・胸骨柄＋胸骨体＋剣状突起	

	胸骨柄	頚切痕	・正中上面の切れ込み	
		鎖骨切痕	・胸鎖関節	
	〜胸骨体	第2肋骨切痕	・胸骨角を形成	
	肋骨	真肋	・第1〜7肋骨. 肋軟骨を介して胸骨に付く	
		仮肋	・付着弓肋(第8〜10肋骨)と浮遊肋	
		浮遊肋	・第11、12肋骨	

	胸骨角	・第2肋骨、気管分枝部、大動脈弓起始部の高さ	
	肋骨弓	・第7〜10肋骨が描く弓状の線　・肋骨角つくる	
	肋軟骨	・第1〜10肋骨にある硝子軟骨	
	胸郭上口	・胸骨柄、第1肋骨、第1胸椎上縁、で構成　 ・食道、気管、横隔神経、交感神経管などが通る	
	胸郭下口	・横隔膜の起始部となる	

CHECK

	1	横突孔を有する椎骨はどれか？ 頚椎、胸椎、腰椎、仙椎
	2	仙骨において、他の椎骨の棘突起に相当する部位は何というか？
	3	第3胸椎には関節面がいくつあるか？
＊	4	胸骨角の部位に連結する肋骨は何か？
	5	胸椎にみられないのはどれか？ 前結節、棘突起、関節突起、椎孔、横突起
	6	胸郭上口を通るのはどれか？ 前斜角筋、上大静脈、交感神経幹、副神経
	7	仙骨と他の椎骨の部位との組合せで正しいのはどれか？ 仙骨管－椎間孔、横線－椎体、 正中仙骨稜－棘突起、 中間仙骨稜－横突起、 岬角－副突起
	8	頚椎で正しいのは？ ①生理的後弯がある ②椎骨動脈は第7頚椎の横突孔を通る ③環椎後頭関節は頭部の屈伸に関与する ④環椎横靱帯は歯突起前面を覆う
	9	脊柱で正しいのはどれか？ ①岬角は尾椎の前縁にある ②仙骨角は体表から触れる ③胸椎の連結による弯曲は前弯である ④歯突起窩は軸椎にある
＊	10	胸骨角と異なる高さにあるのはどれか？ 第2肋軟骨、剣状突起の上端、気管分枝部
	11	関連しない組合せはどれか？ ①上関節突起－椎間関節 ②椎孔－脊柱管 ③下椎切痕－横突起 ④棘突起－正中仙骨稜
	12	胸骨体の一側の側面に存在する肋骨切痕の数はどれか？ 4、6、8、10
	13	脊柱と関節をつくるのはどれか？ 肩甲骨、鎖骨、寛骨、大腿骨
	14	正しい組合せはどれか？ ①環椎－歯突起 ②頚椎－肋骨突起 ③胸椎－副突起 ④腰椎－乳頭突起 ⑤仙骨－下関節突起
＊	15	正しいのはどれか？ ①頚椎は後彎を示す ②頚椎は8個ある ③横突孔は仙椎にある ④ヤコビー線は第4～5胸椎の棘突起間を通る ⑤前仙骨孔は4対ある
＊	16	横突孔を有するのはどれか？ 頚椎、胸椎、腰椎、仙骨、尾骨
	17	椎間円板がないのはどれか？ ①第1頚椎と第2頚椎との間 ②第5腰椎と仙骨との間 ③第7頚椎と第1胸椎との間 ④第12胸椎と第1腰椎との間
	18	隆椎と呼ばれる椎骨は何か？
	19	椎体をもたない椎骨は何か？
	20	乳頭突起があるのはどれか？ 頚椎、胸椎、腰椎、仙椎

1 → 頚椎	9 →②仙骨角は～触れる	17 →①第1～第2頚椎との間
2 → 正中仙骨稜	10 → 剣状突起の上端	18 → 第7頚椎
3 → 10	11 →③:正「下椎切痕－椎間孔」	19 → 第1頚椎
4 → 第2肋骨	12 → 6（第2～7肋骨）	20 → 腰椎
5 → 前結節、はみられない	13 → 寛骨（仙腸関節）	
6 → 交感神経幹	14 →④腰椎－乳頭突起	
7 → 正中仙骨稜－棘突起	15 →⑤前仙骨孔は4対ある	
8 →③環椎後頭関節は～	16 → 頚椎	

CHARGE

4)上肢の骨　（　）内は片側の骨数

上肢帯骨	・鎖骨(1)、肩甲骨(1)	
自由上肢骨	・上腕骨(1)、橈骨(1)、尺骨(1)、 手根骨(8)、中手骨(5)、手の指骨(14)	

	鎖骨	内1/3	・大胸筋　＊内2/3は前方に凸、柱状	
		外1/3	・僧帽筋、三角筋　＊前方に凹、扁平	
		全体	・鎖骨下筋	

	肩甲骨	肩甲棘	・僧帽筋、三角筋	
		肩峰	・僧帽筋、三角筋　　　　＊体表から触れる	
		棘上窩	・棘上筋	
		棘下窩	・棘下筋	
		肩甲骨上角	・肩甲挙筋	
		肩甲下窩	・肩甲下筋	
		関節窩	・上腕骨頭と肩関節を作る	
		関節上結節	・上腕二頭筋(長頭)	
		関節下結節	・上腕三頭筋(長頭)	
		肩甲切痕	・肩甲上神経が通る	
		烏口突起	・上腕二頭筋(短頭)、烏口腕筋、小胸筋	

	上腕骨	上端	上腕骨頭	・肩甲骨の関節窩と肩関節を作る	
			解剖頚	・上腕骨頭下部のくびれ	
			外科頚		
			大結節	・棘上筋、棘下筋、小円筋	
			大結節稜	・大胸筋	
			小結節	・肩甲下筋	
			小結節稜	・広背筋、大円筋	
			結節間溝	・上腕二頭筋(長頭)が通る	
		骨体	三角筋粗面	・三角筋	
			橈骨神経溝	・橈骨神経が通る	
			尺骨神経溝	・尺骨神経が通る ・内側上顆の後ろを通る	

CHARGE

上腕骨　下端	内側上顆	・円回内筋、橈側手根屈筋、長掌筋、 　尺側手根屈筋、浅指屈筋 **＊後面を尺骨神経が通る**	
	外側上顆	・肘筋、長・短橈側手根伸筋、指伸筋、 　小指伸筋、尺側手根伸筋、回外筋	
	上腕骨小頭	・橈骨頭の上面と腕頭関節を作る	
	上腕骨滑車	・尺骨の滑車切痕と腕尺関節を作る	
	肘頭窩	**・尺骨の肘頭が入る**	
	鈎突窩	・尺骨の鈎状突起を入れる	
	橈骨窩		

橈骨　上端	橈骨頭	・上腕骨小頭と腕頭関節をつくる	
	関節環状面	**・尺骨の橈骨切痕と上橈尺関節を作る**	
	橈骨頭窩		
	橈骨頚		
	橈骨粗面	・上腕二頭筋	
中央	回内筋粗面	・円回内筋	
下端	茎状突起	・腕橈骨筋	
	尺骨切痕	・尺骨の関節環状面と下橈尺関節を作る	
	手根関節面		

尺骨　上端	肘頭	・上腕三頭筋	
	滑車切痕	・上腕骨滑車と腕尺関節を作る	
	橈骨切痕	**・橈骨の関節環状面と上橈尺関節を作る**	
	鈎状突起	・円回内筋	
	尺骨粗面	**・上腕筋、浅指屈筋**	
	回外筋稜	・回外筋	
下端	尺骨頭	**・手関節の尺側**	
	関節環状面	**・橈骨の尺骨切痕と下橈尺関節を作る**	
	茎状突起		

手根骨	近位手根骨	**・舟状骨、月状骨、三角骨、豆状骨**	
	遠位手根骨	・大菱形骨、小菱形骨、有頭骨、有鈎骨（尺側）	
指の骨		・中手骨、基節骨、**中節骨（母指には無い）**、末節骨	

5)下肢の骨　（　）内は片側の骨数

下肢帯	・寛骨(1)＝腸骨(1)＋坐骨(1)＋恥骨(1)	
自由下肢	・大腿骨(1)、膝蓋骨(1)、脛骨(1)、腓骨(1)、 　足根骨(7)、中足骨(5)、足の指骨(14)	

寛骨		寛骨臼	・大腿骨頭と股関節をつくる ・寛骨臼切痕→坐骨と恥骨が結合する	
	腸骨	腸骨稜	・腰方形筋、広背筋	
		上前腸骨棘	・縫工筋　　・鼠径靭帯	
		下前腸骨棘	・大腿直筋	
		腸骨窩	・腸を入れる　　（弓状線）	
		耳状面	・仙腸関節の関節面で腸骨の内側面にある	
	恥骨	恥骨結合	・腹直筋、大内転筋	
	坐骨	坐骨結節	・大腿二頭筋長頭、半腱様筋、半膜様筋、 　大腿方形筋	

※ローゼル・ネラトン線→上前腸骨棘と坐骨結節を結ぶ線、線上に大転子の上端が位置する

大腿骨	上端	大腿骨頭	・寛骨臼と股関節を作る　　・骨頭窩	
		大転子	・中殿筋、小殿筋、梨状筋	
		小転子	・腸腰筋（腸骨筋、大腰筋）	
		殿筋粗面	・大殿筋	
		恥骨筋線	・恥骨筋	
		転子窩	・骨頭と大転子の間のくぼみ　　・外閉鎖筋	
	骨体	粗線 （内・外側唇）	・大腿四頭筋、大腿二頭筋、 　長内転筋、短内転筋、大内転筋	
	下端	内側顆	・脛骨の内側顆と膝関節を作る	
		外側顆	・脛骨の外側顆と膝関節を作る	
		内側上顆	・腓腹筋	
		外側上顆	・腓腹筋、足底筋、膝窩筋	
		顆間窩		
		膝蓋面	・膝蓋骨と関節を作る	

膝蓋骨			・大腿四頭筋腱内にできた種子骨 ・大腿骨下端の膝蓋面と関節を作る	
		膝蓋骨底	・逆三角形の上辺側	
		膝蓋骨尖	・逆三角形の下、頂点側	

	脛骨	内側顆	・大腿骨の内側顆と膝関節を作る	
		外側顆	・大腿骨の外側顆と膝関節を作る	
		脛骨粗面	・大腿四頭筋	
		ヒラメ筋線	・ヒラメ筋	
		内果		

	腓骨	腓骨頭	・大腿二頭筋、長腓骨筋、ヒラメ筋	
		外果	＊距腿関節（**靭帯結合**）	

	足根骨	近位列	・**距骨**、踵骨、足の**舟状骨**	
		遠位列	・立方骨、楔状骨（第1、第2、第3）	

※関連用語

	回旋腱板	・棘上筋、棘下筋、小円筋、肩甲下筋	
	手根管	・屈筋支帯、近位手根骨、遠位手根骨	
	大坐骨孔	・**仙結節靭帯、仙棘靭帯**　　・**梨状筋上孔/下孔**に分れる	
	梨状筋上孔	・**上殿神経**、上殿動・静脈	
	梨状筋下孔	・下殿神経、**坐骨神経**、下殿動脈、下殿静脈	
	小坐骨孔	・**陰部神経、内閉鎖筋腱、内陰部動脈**、内陰部静脈	
	大坐骨切痕	・**腸骨**の下後腸骨棘、**坐骨**の坐骨結節	
	閉鎖孔	・**坐骨と恥骨**が囲む	
	外側縦足弓	・踵骨-立方骨-第4、5中足骨を連ねる列	
	内側縦足弓	・踵骨-巨骨-舟状骨-楔状骨-第1～3中足骨を連ねる列	

6)骨盤

	構成	・左右の寛骨＋仙骨＋尾骨	
	恥骨結合	・左右の寛骨をつなげる　**・体表から触知できる**	
	仙腸関節	・仙骨と寛骨が耳状面でつくる関節	
	分界線	・**恥骨**結合上縁～弓状線（**腸骨**）～岬角（**仙骨**）を結ぶ線	

※ 骨盤の性差	男性	女性	
骨盤上口	・ハート形	・横楕円形	
骨盤腔	・狭く、漏斗形	・広く、円筒形	
恥骨下角	・小（60°）	・大（90°）	
閉鎖孔の形	・卵円形	・三角形	
仙骨	・幅狭く、長い	・幅広く、短い	

CHECK

	1	下肢の骨について誤っている記述はどれか？　①大腿骨と腓骨は関節をつくる ②大腿骨後面に粗線がある　③脛骨と腓骨は関節をつくる　④脛骨には腓骨切痕がある
	2	橈骨に停止しない筋はどれ？　円回内筋、回外筋、腕橈骨筋、上腕筋、上腕二頭筋
*	3	体表から触れる部位と骨との組合せで正しいのはどれか？　①乳様突起－後頭骨 ②腸骨窩－寛骨　③頸切痕－胸骨　④肘頭－橈骨　⑤外果－脛骨
	4	手の母指にみられない骨はどれか？　末節骨、中節骨、基節骨、中手骨、種子骨
	5	骨盤において分界線に関与しないのはどれか？　坐骨、仙骨、恥骨、腸骨
	6	腓骨について正しいのはどれか？　①含気骨に分類される　②ヒラメ筋線がある ③下腿の内側に位置する　④下端に靭帯結合がある　⑤膝関節を構成する
	7	動脈で小坐骨孔を通るのはどれ？　上殿動脈、下殿動脈、内陰部動脈、閉鎖動脈
	8	鼠径靭帯が付着するのはどれか？　坐骨棘、坐骨結節、下前腸骨棘、上前腸骨棘
	9	手根骨と足根骨の両方にみられる骨の名称は何か？
	10	小転子に停止するのはどれか？　大殿筋、小殿筋、梨状筋、腸腰筋、大腿方形筋
*	11	骨で岬角があるのはどれか？　胸骨、肩甲骨、寛骨、仙骨、大腿骨
	12	手の橈側で、屈筋支帯が付着する手根骨はどれか？ 月状骨、豆状骨、舟状骨、小菱形骨、有頭骨
	13	寛骨で正しいのは？　①下前腸骨棘に鼠径靭帯が付着する　②坐骨棘に大腿骨頭 靭帯が付着する　③恥骨結節は恥骨体の下方にある　④耳状面は腸骨の内側にある
*	14	遠位列手根骨はどれか？　有頭骨、舟状骨、三角骨、月状骨、豆状骨
*	15	大坐骨孔を通過しないのはどれか？　坐骨神経、上殿神経、梨状筋、内閉鎖筋
	16	肩甲骨で正しいのはどれか？　①関節窩は上角にある　②肩甲切痕を腋窩神経が通る ③烏口突起に大胸筋が停止する　④肩峰は体表から触知できる　⑤広背筋が停止する
	17	大腿骨粗線に付く筋はどれ？　大腿方形筋、半膜様筋、半腱様筋、長内転筋、薄筋
	18	下肢の骨で正しいのは？　①距骨には載距突起がある　②腓骨にはヒラメ筋線がある ③脛骨には粗線がある　④大腿骨には恥骨筋線がある
	19	尺骨にあるのはどれか？　肘頭窩、滑車切痕、尺骨切痕、尺骨神経溝、回内筋粗面

1 →①：～関節はつくらない	9 → 舟状骨	17 → 長内転筋
2 → 上腕筋、は尺骨粗面	10 → 腸腰筋	18 →④大腿骨には恥骨筋～
3 →③頸切痕－胸骨	11 → 仙骨	19 → 滑車切痕
4 → 中節骨、はない	12 → 舟状骨	
5 → 坐骨、は関与しない	13 →④耳状面は腸骨の～	
6 →④下端に靭帯結合が～	14 → 有頭骨	
7 → 内陰部動脈	15 → 内閉鎖筋、は通らない	
8 → 上前腸骨棘	16 →④肩峰は体表から～	

CHECK

1	寛骨において、閉鎖孔を囲む骨は何か？	
2	小坐骨孔を通過するのはどれか？　内閉鎖筋、大腿方形筋、坐骨神経、陰部神経	
3	上腕骨で尺骨神経溝が存在する部位はどれか？	
	三角筋粗面付近、肘頭窩の外側縁、外側上顆の前面、内側上顆の後面	
4	大腿骨粗線に付着するのはどれ？　縫工筋、薄筋、半腱様筋、半膜様筋、大腿二頭筋	
5	寛骨において、寛骨臼切痕で結合する骨は何か？	
*6	大腿骨大転子に停止しないのは？　腸腰筋、大殿筋、中殿筋、小殿筋、梨状筋	
7	筋が窩部に接していないのはどれか？　側頭筋、肩甲下筋、腸骨筋、前脛骨筋	
8	骨盤の分界線を構成するのはどれか？　大坐骨孔、閉鎖孔、岬角、坐骨結節、腸骨稜	
9	ローゼル・ネラトン線で正しいのは？　①腰椎穿刺を行なう部位　②坐骨神経の圧痛点	
	③尺骨神経の触知部位　④第4腰椎の棘突起を通る線　⑤大転子の触知部位	
*10	外側縦足弓を構成するのはどれか？　楔状骨、距骨、立方骨、舟状骨	
11	下前腸骨棘に付く筋はどれ？　大腿筋膜張筋、薄筋、縫工筋、大腿直筋、腸骨筋	
12	血管、神経の走行部位で正しいのはどれか？　①上腕動脈は上腕骨の後面を通る	
	②筋皮神経は上腕骨外科頸に沿って走る　③大腿動脈は大腿骨頸に沿って走行する	
	④尺骨神経は上腕骨内側上顆の後面を通る　⑤橈骨神経は円回内筋を貫く	
*13	岬角があるのはどれか？　腰椎、仙骨、腸骨、坐骨、大腿骨	
14	横突孔で正しいのはどれか？　①環椎にはない　②歯状靭帯がつく	
	③椎骨動脈が通る　④黄色靭帯が覆う	
15	骨と部位名との組合せで正しいのはどれか？　①腓骨-腓骨関節面　②尺骨-橈骨切痕	
	③上腕骨-外側顆　④大腿骨-大結節　⑤脛骨-滑車　⑥橈骨-滑車切痕	
16	上肢帯を構成する骨（複数）は何か？	
17	上腕骨と大腿骨とに共通する部位名はどれか？　内側上顆、内側顆、内果、顆間窩	
18	手根骨遠位列で最も尺側に位置する骨は何か？	
19	肘関節の伸展時に、上腕骨の肘頭窩に入るのは何骨のどの部位か？	

1 → 坐骨と恥骨	9 →⑤大転子の触知部位	17 → 内側上顆
2 → 内閉鎖筋と陰部神経	10 → 立方骨	18 → 有鈎骨
3 → 内側上顆の後面	11 → 大腿直筋	19 → 尺骨の肘頭
4 → 大腿二頭筋	12 →④尺骨神経〜後面を通る	
5 → 坐骨と恥骨	13 → 仙骨	
6 → 腸腰筋と大殿筋	14 →③椎骨動脈が通る	
7 → 前脛骨筋、は接しない	15 →②尺骨-橈骨切痕	
8 → 岬角	16 → 鎖骨と肩甲骨	

CHARGE

3. 骨の連結

(1)不動結合

線維性結合	靭帯結合	ex.脛腓靭帯結合、前腕骨間膜、下腿骨間膜	
	縫合	ex.冠状縫合、矢状縫合、人字縫合	
	釘植	ex.歯根と歯槽骨の歯根膜による結合	
軟骨結合		ex.恥骨結合、椎体間結合、胸骨軟骨結合	
骨結合		ex.寛骨、仙骨の仙椎結合	

(2)可動結合(=関節)と構造

滑膜性結合	・連結される骨の間に滑液を満たす腔を持つ=関節	

関節頭、窩	・関節頭が凸側、関節窩が凹側の骨	
関節軟骨	・硝子軟骨、関節面を薄く覆う	
線維膜	・関節包の外層、丈夫な線維性の膜	
滑膜	・関節包の内層、血管に富み、滑液を分泌	
関節包	・骨膜に続く結合組織	
関節腔	・関節包の内部、滑液で満たされる	
滑液	・関節包の内液、粘稠な液. 潤滑作用	
関節円板	・関節腔を二分する線維性軟骨　ex.顎関節、胸鎖関節	
関節半月	・半月状の線維性軟骨(半月板)　　　ex.膝関節	
関節唇	・関節腔の深さを補う線維性軟骨　ex.肩関節、股関節	
関節内靭帯	・関節内にある靭帯　ex.大腿骨頭靭帯、膝十字靭帯	
黄色靭帯	・椎弓間に張る厚く強い靭帯、多量の弾性線維を含む	

(3)関節の形状による分類

蝶番関節	1軸性	ex.腕尺関節、指節間関節	
ラセン関節	〃	ex.距腿関節　　＊ラセン運動がみられる	
車軸関節	〃	ex.上橈尺関節	
顆状関節	2軸性	ex.膝関節、中手指節関節	
楕円関節	〃	ex.橈骨手根関節	
鞍関節	〃	ex.母指の手根中手関節	
球関節	多軸関節	ex.肩関節、腕橈関節	
臼状関節	〃	ex.股関節　　　＊関節窩が深い	
平面関節	1軸性	ex.椎間関節	
半関節	―	ex.仙腸関節、脛腓関節	

CHARGE

(4)主要関節と運動

a.環椎後頭関節

楕円関節	・単関節 ・2軸	・後頭骨（後頭顆） ・環椎（上関節窩）	・**頭の前屈、後屈、** 　側屈	

b.環軸関節(J＝関節)

①**正中環軸J** 　車軸関節	・単関節 ・1軸	・環椎 ・軸椎（歯突起）	・**頭の回旋**	
②**外側環軸J** 　平面関節	・単関節 ・1軸	・環椎（下関節突起） ・軸椎（上関節突起）		
＊靭帯	・環椎十字靭帯→回旋時、歯突起の後方へのズレ防止 　**歯突起**を後面から十字に覆う**環椎横靭帯**と縦束からなる ・**翼状靭帯**			

c.椎間関節

平面関節	・単関節	・上/下関節突起	・殆ど動かない	
＊靭帯	・**前/後縦靭帯**、**黄色靭帯**、**棘間靭帯**、棘上靭帯			
＊肋横突関節	・胸椎の**横突起**（横突肋骨窩）と**肋骨結節**関節面が成す			

d.顎関節

顆状関節	・単関節 ・多軸	・**下顎骨**（関節突起） ・**側頭骨**（下顎窩）	・口の開閉運動 ＊関節円板	
下顎の挙上	・咬筋、側頭筋、内側翼突筋			
下制	・舌骨上筋群、重力			
前進	・**外側翼突筋**			
後退	・側頭筋後部	＊側方へ回旋→臼磨運動		

e.肩関節

球関節	・単関節 ・多軸	・上腕骨（上腕骨頭） ・肩甲骨（関節窩）	＊**関節唇** ＊回旋腱板	
屈曲	・三角筋（前部）、大胸筋、烏口腕筋、上腕二頭筋			
伸展	・大円筋、広背筋、三角筋（後部）、上腕三頭筋			
外転	・三角筋、棘上筋			
内転	・大胸筋、肩甲下筋、広背筋			
外旋	・棘下筋、小円筋			
内旋	・肩甲下筋、大円筋、広背筋、大胸筋			
＊靭帯	・烏口上腕靭帯、関節上腕靭帯、烏口肩峰靭帯			

f.肘関節…3つの関節よりなる複関節

①腕尺関節 **蝶番関節**	・1軸	・上腕骨（滑車） ・尺骨（滑車切痕）	・屈曲、伸展	
②腕橈関節 **球関節**	・多軸	**・上腕骨（小頭）** **・橈骨（橈骨頭）**	・屈曲、伸展 ・前腕の回内、回外	
③上橈尺関節 **車軸関節**	・1軸	・橈骨（関節環状面） ・尺骨（**橈骨切痕**）	・前腕の回内、回外 **＊橈骨輪状靭帯**	
屈曲	・上腕筋、上腕二頭筋、腕橈骨筋			
伸展	・上腕三頭筋、肘筋			
前腕回内	・方形回内筋、円回内筋			
前腕回外	・回外筋、上腕二頭筋			
＊靭帯	・内側／外側**側副靭帯**、**橈骨輪状靭帯**、方形靭帯			

g.下橈尺関節

車軸関節	・単関節 ・1軸	・尺骨（関節環状面） ・橈骨（尺骨切痕）	・前腕の回旋 ＊関節円板	

h.橈骨手根関節

楕円関節	・複関節 **・2軸**	・橈骨（関節面）　**＊関節円板** ・手根骨（**舟状骨、月状骨、三角骨**）		
掌屈（屈曲）	・橈側手根屈筋、尺側手根屈筋、長掌筋			
背屈（伸展）	・長・短橈側手根伸筋、尺側手根伸筋			
橈屈（外転）	・長・短橈側手根伸筋、橈側手根屈筋			
尺屈（内転）	・尺側手根屈筋、尺側手根伸筋			

i.手根間関節

平面関節	・複関節	・豆状骨を除く7個の手根骨で構成	

j.手根中手関節（CM関節）

半関節	・複関節	・遠位列4個の手根骨と5個の中手骨底	

k.母指手根中手関節（**大菱形骨と第1中手骨**）

鞍関節	・単／**2軸**	・母指の屈曲、伸展、内転、外転、対立	

l.中手指節関節（MP関節）

顆状関節	・単／2軸	・手指基節の屈伸、伸展、内転、外転	

m.手の指節間関節（IP関節）

蝶番関節	・単／1軸	・手指の中節／末節の屈曲、伸展	

CHARGE

n.股関節

球関節 （臼状関節）	・単関節 ・多軸	・寛骨（寛骨臼） ・大腿骨（骨頭）	＊関節唇	
屈曲	・大腿直筋、縫工筋、腸腰筋（大腰筋、腸骨筋）			
伸展	・大殿筋、大腿二頭筋、半腱様筋、半膜様筋			
外転	・中殿筋、小殿筋、大腿筋膜張筋			
内転	・大内転筋、長内転筋、短内転筋、恥骨筋、薄筋			
外旋	・梨状筋、大腿方形筋、内閉鎖筋、双子筋			
＊靭帯	・大腿骨頭靭帯、腸骨大腿靭帯、坐骨大腿靭帯 etc.			

o.仙腸関節

半関節	・単関節	・動かない	

p.膝関節

顆状関節	・複関節	・大腿骨（内/外側顆） ・膝蓋骨 ・脛骨（内/外側顆）	・膝の屈曲、伸展 ・屈曲位で内/外旋 ＊内側/外側半月	
屈曲	・大腿二頭筋、半腱様筋、半膜様筋			
伸展	・大腿四頭筋、大腿筋膜張筋			
＊靭帯	・内側側副靭帯→関節包と固く付く（内側半月が付着） ・外側側副靭帯、膝十字靭帯、膝蓋靭帯			

q.距腿関節＝足関節

蝶番関節 （ラセン関節）	・複関節 ・1軸	・脛骨、腓骨 ・距骨（滑車）		
背屈	・前脛骨筋、長指伸筋、長母指伸筋			
底屈	・下腿三頭筋、後脛骨筋、長指屈筋			
内反	・前脛骨筋、後脛骨筋			
外反	・長腓骨筋、短腓骨筋			
＊靭帯	・三角靭帯（内側）、前距腓靭帯、後距腓靭帯、踵腓靭帯			

r.足根間関節···全体で足の内反、外反

距骨下関節	・顆状関節	・距骨が踵骨の上に乗る	
距踵舟関節	・顆状関節	・ショパール関節（横足根関節）をなす	
踵立方関節	・鞍関節	・ショパール関節をなす	

s.足根中足関節＝リスフラン関節

平面関節	・複関節	・構成＝立方と楔状と中足骨　＊行軍骨折	

CHECK

	1	距骨と関節をつくらないのはどれか？　脛骨、立方骨、踵骨、腓骨
	2	肘関節の構成に関与しないのはどれ？　上腕骨小頭、橈骨頭、橈骨切痕、尺骨頭
*	3	車軸関節はどれか？　胸鎖関節、肩関節、腕尺関節、上橈尺関節、橈骨手根関節
	4	椎骨に付着しない靭帯はどれか？　黄色靭帯、後縦靭帯、前十字靭帯、翼状靭帯
	5	関節について正しいのはどれか？　①正中環軸関節は楕円関節である　②肩関節は 関節円板を有する　③肘関節は3つの関節からなる　④膝関節には三角靭帯がある
	6	足関節にある靭帯はどれか？　方形靭帯、黄色靭帯、三角靭帯、十字靭帯、棘間靭帯
	7	関節とその種類との組合せで正しいのは？　①顎関節-球関節　②距腿関節-顆状関節 ③上橈尺関節-楕円関節　④指節間関節-蝶番関節　⑤橈骨手根関節-車軸関節
	8	肋骨結節と関節する胸椎の部位は何か？
	9	椎骨間の連結に関与する靭帯について正しいのはどれか？ ①前縦靭帯は椎体と椎間円板の後ろを縦に結ぶ　②黄色靭帯は棘突起間を結ぶ ③棘間靭帯は棘突起間を結ぶ　④後縦靭帯は棘突起の先端を縦に結ぶ
*	10	上肢の関節で輪状靭帯がみられるのはどの関節においてか？
	11	球関節はどれか？　腕橈関節、指節間関節、膝関節、橈骨手根関節
	12	滑膜性の関節をつくる骨の部位の組合せで正しいのはどれか？　肩峰－上腕骨頭、 大菱形骨－第1中手骨底、　寛骨臼－大転子、　大腿骨－腓骨頭、　外果－距骨頭
*	13	顎関節を形成する骨は何か？
	14	靭帯について正しい記述はどれか？　①環椎横靭帯は歯突起の後面にある ②黄色靭帯は椎体の後面にある　③項靭帯は椎間円板の前面にある ④後縦靭帯は椎孔の背側にある　⑤仙腸関節には黄色靭帯がみられる
	15	頭蓋で下顎骨と関節を構成する骨は何か？
	16	線維性の連結はどれか？　釘植、　仙腸関節、　恥骨結合、　椎間関節
	17	関節について正しいのはどれか？　①手関節で尺骨は舟状骨に接する ②腕尺関節は車軸関節である　③肩関節で関節唇は上腕骨頭に付着する ④胸鎖関節には関節円板が存在する

1 → 立方骨、はつくらない	9 →③棘間靭帯は棘突起間～	17 →④胸鎖関節には関節～
2 → 尺骨頭、は関与しない	10 → 上橈尺関節	
3 → 上橈尺関節	11 → 腕橈関節	
4 → 前十字靭帯、は膝部	12 → 大菱形骨-第1中手骨底	
5 →③肘～3つの関節から～	13 → 側頭骨と下顎骨	
6 → 三角靭帯	14 →①環椎横靭帯は～	
7 → ④指節間関節-蝶番～	15 → 側頭骨（顎関節を構成）	
8 → 横突起（横突肋骨窩）	16 → 釘植	

CHECK

*	1	関節半月をもつのはどれ？　肩鎖関節、橈骨手根関節、膝関節、顎関節、足関節
*	2	関節内靱帯のある関節はどれか？　股関節、肩関節、胸鎖関節、環椎後頭関節
*	3	関節の形状による分類において、上橈尺関節は何関節か？
*	4	関節円板を持たないのはどれか？　顎関節、胸鎖関節、橈骨手根関節、膝関節
	5	二軸性の関節はどれ？　肩関節、腕尺関節、橈骨手根関節、母指の手根中手関節
	6	関節をつくる組合せは？　後頭骨-軸椎、鎖骨-上腕骨、上腕骨-橈骨、仙骨-恥骨
*	7	膝関節の関節包と固く付いている靱帯は何か？
	8	関節とその分類との組合せで誤っているのはどれか？　①距腿関節－蝶番関節 ②股関節－球関節 ③母指の手根中手関節－楕円関節 ④上橈尺関節－車軸関節
	9	中足骨と関節をつくるのはどれか？　腓骨、距骨、立方骨、踵骨、舟状骨
	10	蝶番関節はどれ？　肩関節、腕橈関節、腕尺関節、上橈尺関節、母指手根中手関節
	11	腕尺関節に関与しないのはどれか？　鈎突窩、肘頭窩、上腕骨小頭、上腕骨滑車
*	12	距骨と関節しないのはどれか？　脛骨、腓骨、踵骨、立方骨、舟状骨
	13	関節腔内にあるのはどれか？　種子骨、黄色靱帯、手根管、半月板、髄核
	14	ショパール関節を構成しないのはどれか？　踵骨、距骨、楔状骨、舟状骨、立方骨
	15	関節円板があるのはどれか？　顎関節、肩関節、肘関節、股関節、膝関節
	16	正しい組み合わせはどれか？　①環椎横靱帯－歯突起　②黄色靱帯－横突起 ③仙棘靱帯－岬角　④三角靱帯－椎弓　⑤方形靱帯－関節突起
	17	2か所で関節を形成する組み合わせはどれか？　①鎖骨－肩甲骨　②橈骨－尺骨 ③左寛骨－右寛骨　④大腿骨－脛骨　⑤上腕骨－肩甲骨
	18	股関節で誤っているのはどれか？　①臼状関節である　②関節円板がある ③大腿骨頭靱帯がある　④大腿骨頭には骨頭窩がある　⑤梨状筋により外旋する
	19	複関節はどれか？　顎関節、肩関節、肘関節、股関節
	20	距腿関節を補強する内側の靱帯は何か？
	21	関節唇を有するのはどれか？　肘関節、肩関節、膝関節、胸鎖関節
	22	関節円板があるのはどれか？　肘関節、肩関節、胸鎖関節、股関節、膝関節

1 → 膝関節	9 → 立方骨	17 →②橈骨－尺骨
2 → 股関節(大腿骨頭靱帯)	10 → 腕尺関節	18 →②：関節円板はない
3 → 車軸関節	11 → 上腕骨小頭、関与せず	19 → 肘関節
4 → 膝関節(半月板)	12 → 立方骨、とは関節しない	20 → 三角靱帯
5 → 橈骨〜、と母指の〜	13 → 半月板	21 → 肩関節
6 → 上腕骨-橈骨	14 → 楔状骨	22 → 胸鎖関節
7 → 内側側副靱帯	15 → 顎関節	
8 →③：正「－鞍関節」	16 →①環椎横靱帯－歯突起	

CHARGE

第3章　筋系

1. 人体各部の筋

1) 頭部の筋

①浅頭筋(表情筋)＝皮筋

筋名	起始	停止	神経	作用
眼輪筋	上顎骨前頭突起	眼裂を囲む	顔面神経	眼を閉じる
口輪筋	上顎、下顎骨	口裂を囲む		口を閉じる
頬筋	上顎、下顎	口輪筋に入る		頬の構成、吹く、吸う
後頭筋	外後頭隆起	帽状腱膜		額に横皺を作る
前頭筋	帽状腱膜	眉間の皮膚		額に横皺を作る

②深頭筋(咀嚼筋)

筋名	起始	停止	神経	作用
咬筋	頬骨弓	咬筋粗面(下顎角)	下顎神経	**下顎骨の挙上**
側頭筋	側頭鱗(側頭窩)	筋突起(下顎骨)	(三叉神経)	**下顎骨挙上**、後方移動
外側翼突筋	側頭下窩	下顎頚		**下顎骨の前方移動**
内側翼突筋	蝶形骨翼突窩	**下顎角の内面**		**下顎骨の挙上**

2) 頚部の筋

①浅頚筋＝人体**最大の皮筋**

筋名	起始	停止	神経	作用
広頚筋	下顎骨下縁	胸部上方の皮膚	**顔面神経**	頚部の皮膚に横皺

②側頚筋

筋名	起始	停止	神経	作用
胸鎖乳突筋	**胸骨、鎖骨**	側頭骨乳様突起	**副神経** **頚神経叢**	頭の前後屈、側屈、反対側に**回旋**

③前頚筋－舌骨上筋

筋名		起始	停止	神経	作用
顎二腹筋	前	下顎骨	舌骨	三叉神経	舌骨固定で下顎下制
	後腹	乳様突起		顔面神経	開口運動
茎突舌骨筋		茎状突起	〃	顔面神経	咀嚼運動
顎舌骨筋		**下顎骨**	〃	三叉神経	下顎固定で
オトガイ舌骨筋		〃	〃	舌下神経	嚥下運動

舌骨下筋	＊	＊	頚神経叢	舌骨を下に引く
・**胸骨舌骨筋**、**肩甲舌骨筋**、胸骨甲状筋、**甲状舌骨筋**				発声、発音を助ける

CHARGE

④後頸筋

筋名	起始	停止	神経	作用
椎前筋	頚椎 etc.	頚椎 etc.	頚神経叢	**頭頚部の前屈**、側屈
・頚長筋、頭長筋、前頭直筋、外側頭直筋				

前斜角筋	頚椎の横突起	第1肋骨	頚神経叢	頚部固定で吸息筋
中斜角筋				胸部固定で
後斜角筋	同上	第2肋骨		頚の前屈、側屈

※関連用語

部位名	構　成	関連する器官	
斜角筋隙	**・前斜角筋** **・中斜角筋** **・第1肋骨**	**・腕神経叢** **・鎖骨下動脈**	
前頚三角	・正中線＋下顎下縁＋胸鎖乳突筋縁		
顎下三角	**・顎二腹筋の前腹** **・顎二腹筋の後腹** **・下顎の下縁**	**・顎下腺**、顎下リンパ節 **・顔面動脈**、顔面静脈 **・舌下神経**、舌神経	
オトガイ三角	・顎二腹筋前腹の内側 ・舌骨の上縁 ・正中線	・オトガイ下リンパ節	
頚動脈三角	**・胸鎖乳突筋**の前縁 **・顎二腹筋**の後腹 **・肩甲舌骨筋**の上腹	**・総頚動脈** **・内頚静脈** **・迷走神経**	
後頚三角 (外側頚三角)	**・胸鎖乳突筋**後縁 **・鎖骨**上縁 **・僧帽筋**前縁	**・副神経**、胸管、頚リンパ節 **・頚横動脈**、外頚静脈 **・頚神経叢**、腕神経叢	

CHARGE

3) 胸部の筋

① 浅胸筋

筋名	起始	停止	神経	作用
大胸筋	鎖骨、胸骨など	**上腕骨大結節稜**	胸筋神経	上腕屈曲、**内転**、内旋
小胸筋	第2〜5肋骨	肩甲骨**烏口突起**	胸筋神経	呼吸補助筋
鎖骨下筋	第1肋骨	鎖骨	鎖骨下筋神経	鎖骨を下内方に引く
前鋸筋	**第1〜8肋骨**（胸部）	**肩甲骨内側縁**	長胸神経	**肩甲骨を回す**

② 深胸筋　☆起始と停止はすべて胸郭

筋名	神経	作用→すべて呼吸作用に関係する
外肋間筋	肋間神経	肋骨を引きあげ胸郭を広げる＝**吸気筋**
内肋間筋	肋間神経	肋骨を引きさげ胸郭を狭め、息を吐きだす
最内肋間筋		＝**呼気筋**
肋下筋		
胸横筋		
肋骨挙筋	脊髄神経後枝	肋骨を引き上げ、息を吸う＝吸気筋

③ 横隔膜・・・横紋筋

筋名	起始	停止	神経	作用
横隔膜	第1〜4腰椎 第7〜12肋軟骨 剣状突起（胸骨）	腱中心 （膜状筋板は 　円蓋状に集まる）	**横隔神経** **頚神経叢**	吸気筋 収縮→胸腔広がる 弛緩→胸腔狭まる

④ 横隔膜裂孔　☆胸腔と腹腔を連絡する

裂孔名	通過する器官	裂孔の位置	
大動脈裂孔	・下大動脈、胸管 ・動脈周囲交感神経叢	・第12胸椎の前	
食道裂孔	・**食道** ・左右の**迷走神経**	・第10胸椎の高さ	
大静脈孔	・**下大静脈**、横隔神経	・第8胸椎の高さ	

⑤ 呼吸筋のまとめ

吸息筋	・外肋間筋、横隔膜、肋骨挙筋、大胸筋、小胸筋、斜角筋	
呼息筋	・内肋間筋、肋下筋、胸横筋、錐体筋、外腹斜筋 etc.	

CHARGE

4) 腹部の筋

①前腹筋　☆錐体筋は腸骨下腹神経の支配もある

筋名	起始	停止	神経	作用
腹直筋	**恥骨／恥骨結合**	第5〜7肋軟骨	**肋間神経**	体幹を前屈
錐体筋	恥骨	白線		腹直筋を助ける

②側腹筋

筋名	起始	停止	神経	作用
外腹斜筋	**第5〜12肋骨**	鼡径靭帯 腸骨稜 etc.	**肋間神経**	・肋骨を引き下げ　脊柱を前屈
内腹斜筋	胸腰筋膜 鼡径靭帯 etc.	腹直筋鞘	腸骨下腹 神経	・体幹を回し(回旋) 側屈する
腹横筋	胸腰筋膜 etc.	腹直筋鞘		・**腹圧を高める**

③後腹筋

筋名	起始	停止	神経	作用
腰方形筋	**腸骨稜**	第12肋骨	腰神経叢	腰椎の側屈、後屈

④腹部の筋全体の作用

・支持と保護、呼吸運動の補助、腹圧を高める、脊柱(体幹)の運動

5) 会陰の筋

筋名	起始	停止	神経	作用
肛門挙筋			陰部神経叢	・骨盤底をつくる
恥骨尾骨筋	恥骨内面	尾骨		・**骨盤隔膜**を形成
腸骨尾骨筋	内閉鎖筋内面	肛門尾骨靭帯		
尾骨筋	坐骨棘	最下の仙椎／尾骨	陰部神経叢	・**骨盤隔膜**を形成
外肛門括約筋	＊肛門を輪状に	取り巻く	下直腸神経	・肛門の括約作用
浅会陰横筋	坐骨結節	会陰腱中心	会陰神経	
深会陰横筋	坐骨枝／恥骨下枝	会陰腱中心	会陰神経	・尿生殖隔膜の主体
坐骨 海綿体筋	坐骨枝	・男→陰経海綿体 ・女→陰核背面	会陰神経	・陰茎、陰核海綿体を 圧迫し勃起を助ける
球海綿体筋	・男→会陰腱中心 ・女→肛門前端	・男−(尿道海綿体) ・女→陰核背面	会陰神経	・男→尿道を圧迫 ・女→前庭球を圧迫

CHARGE

※関連用語

腱画	・**腹直筋**の表面にみられる中間腱　　・3〜4本ある		
腹直筋鞘	・側腹筋の腱膜が癒合して腹直筋を包んだもの		
白線	・左右の**腹直筋鞘**が正中で交錯癒合した結合組織の紐 　剣状突起⇔恥骨結合		
臍輪	・白線の臍の所、臍動脈/臍静脈を通していた孔の囲み		
鼠径靭帯	・**上前腸骨棘**と**恥骨結節**に張る靭帯 ・外腹斜筋の停止腱膜の下縁が肥厚して靭帯化		
鼠径管	・**鼠径靭帯**の上に沿い、内下方に走る**側腹筋**のトンネル ・男子→**精管**、**精巣動脈**、精巣静脈、**精巣挙筋が通る** ・女子→**子宮円索**が通る　　　＊成人≒4cm		
血管裂孔	・**鼠径靭帯**と寛骨に挟まれた部分の、内側半分 ・大腿動脈、大腿静脈、リンパ管が通る		
大腿輪	・リンパ管が通る部分		
筋裂孔	・**鼠径靭帯**と寛骨に挟まれた部分の、外側半分 ・**大腿神経**、腸腰筋が通る　　　＊腸恥筋膜弓		

CHARGE

6）背部の筋

①浅背筋　☆起始は原則すべて脊椎**棘突起**・他

筋名	起始	停止	支配神経	作用
僧帽筋	外後頭隆起 項靭帯、棘突起	**肩甲棘**、肩峰 **鎖骨**外側	**副神経** **頚神経叢**	肩甲骨・鎖骨の**挙上** 上肢の挙上を助ける
広背筋	**棘突起、腸骨稜**	**上腕骨小結節稜**	**胸背神経**	**上腕の内転**、内旋
肩甲挙筋	**1〜4頚椎横突起**	**肩甲骨上角**	肩甲背 神経	**肩甲骨を** **上内方に引く**
小菱形筋	6、7頚椎棘突起	肩甲骨内側縁上部		
大菱形筋	**1〜4胸椎棘突起**	肩甲骨内側縁		

②深背筋・第1層（棘肋筋）

筋名	起始	停止	神経	作用
上後鋸筋	第5頚椎 〜2胸椎棘突起	第2 〜5肋骨	**肋間神経** （第1〜4神経）	・肋骨を引きあげる ・吸息の補助筋
下後鋸筋	第10胸椎 〜2腰椎棘突起	第9 〜12肋骨	肋間神経 （第9〜12胸神経）	・肋骨を引きさげる ・**呼息（呼気）の補助筋**

③深背筋・第2層（固有背筋）

筋名	起始	停止	神経	作用
板状筋			脊髄神経 後肢	・頭および**脊柱の** 　**背屈**と側屈
頭板状筋	頚椎/胸椎**棘突起**	乳様突起(側頭骨)		
頚板状筋	第3〜5胸椎	頚椎横突起		＊一側のみ働くと、
脊柱起立筋				側屈/**回旋する**
腸肋筋	肋骨、腸骨稜	肋骨		
最長筋	仙骨、横突起	横突起 etc.		
棘筋	仙骨、棘突起	棘突起		
横突棘筋	横突起	棘突起		
＊**多裂筋**、半棘筋、回旋筋				

※関連用語

腰三角	・**広背筋**の外側縁、**外腹斜筋**、腸骨稜が囲む	
腱膜	・腱が薄い板状となり、筋組織から連続して移行したもの 　ex.**広背筋**、僧帽筋	

39

CHECK

*	1	頚動脈三角を構成しないのはどれか？ 顎二腹筋、茎突舌骨筋、肩甲舌骨筋、胸鎖乳突筋
	2	三叉神経支配の筋はどれか？ 咬筋、胸骨舌骨筋、顎舌骨筋、眼輪筋
*	3	後頚三角の形成に関与しないのはどれか？ 鎖骨、肩甲骨、胸鎖乳突筋、僧帽筋
	4	鼡径管の壁を構成しないのはどれか？ 腸腰筋、外腹斜筋、内腹斜筋、腹横筋
*	5	息を吸う際に働く筋はどれか？ 腹直筋、外肋間筋、胸横筋、肋下筋、下後鋸筋
	6	横隔膜について誤っている記述はどれか？ ①横紋筋である ②吸気筋として働く ③頚神経の枝が支配する ④大動脈裂孔を迷走神経が通る ⑤腰椎椎体に起始する
	7	頭頚部の筋で副神経に支配される筋は何か？
	8	背部の筋とその支配神経との組合せで正しいのはどれか？ ①広背筋－肩甲背神経 ②僧帽筋－長胸神経 ③菱形筋－肩甲下神経 ④上後鋸筋－肋間神経
	9	斜角筋隙を通過するのは？ 横隔神経、椎骨動脈、腕神経叢、内頚動脈、鎖骨下静脈
*	10	脊柱起立筋に含まれるのはどれか？ 板状筋、多裂筋、頭半棘筋、広背筋、棘筋
	11	頭部の前屈作用をもつのはどれか？ 僧帽筋、椎前筋、大後頭直筋、広頚筋、棘筋
	12	腱膜をもつのはどれか？ 広背筋、大円筋、前鋸筋、大菱形筋、僧帽筋
*	13	斜角筋隙の構成に関与しないのは？ 前斜角筋、中斜角筋、後斜角筋、第1肋骨
	14	筋とその支配神経との組合せで正しいのはどれか？ 上斜筋-動眼神経 口輪筋-上顎神経、側頭筋-上顎神経、広頚筋-顔面神経、舌筋-舌咽神経
*	15	咀嚼筋で下顎骨を前方に移動させる働きがある筋は何か？
	16	脊柱起立筋に属するのはどれか？ 頭長筋、棘間筋、腸肋筋、腸骨筋、大腰筋
	17	腹部の筋で正しいのはどれか？ ①精巣挙筋は外腹斜筋の最下端部の筋束よりなる ②鼠径靭帯は内腹斜筋の停止筋膜の肥厚したものである ③浅鼠径輪は鼠径靭帯の 下に開く ④白線は腹直筋鞘が正中で合してつくられる
	18	大結節稜に停止する筋はどれか？ 小胸筋、大胸筋、大円筋、小円筋、広背筋
	19	腰三角を構成するのはどれか？ 外腹斜筋、腸肋筋、大腰筋、腰方形筋、最長筋
	20	深背筋で正しいのはどれか？ ①頭半棘筋は乳様突起に停止する ②腸肋筋は体幹の 回旋を行う ③上後鋸筋は肋骨を引き下げる ④板状筋は腰神経に支配される

1 → 茎突舌骨筋、構成せず	9 → 腕神経叢	17 →④白線は腹直筋鞘が～
2 → 咬筋	10 → 棘筋	18 → 大胸筋
3 → 肩甲骨、は関与せず	11 → 椎前筋	19 → 外腹斜筋
4 → 腸腰筋、は構成しない	12 → 広背筋と僧帽筋	20 →②腸肋筋は～回旋を行う
5 → 外肋間筋	13 → 後斜角筋、は関与せず	
6 →④:迷走～は食道裂孔	14 → 広頚筋-顔面神経	
7 → 胸鎖乳突筋（僧帽筋）	15 → 外側翼突筋	
8 →④上後鋸筋－肋間神経	16 → 腸肋筋	

CHECK

	1	副神経と脊髄神経とで支配される筋はどれか？ 僧帽筋、広背筋、前鋸筋、大胸筋
	2	強制呼気で働く筋はどれか？ 大胸筋、外肋間筋、横隔膜、外腹斜筋
	3	大菱形筋と前鋸筋は拮抗筋である??
	4	広背筋の停止はどれか？ 烏口突起、肩甲棘、上腕骨大結節稜、上腕骨小結節稜
*	5	横隔膜の運動を支配するのはどれか？ 頚神経叢、腕神経叢、肋間神経、腰神経叢
	6	内側翼突筋の停止部はどれか？ 筋突起、オトガイ、下顎頭、下顎角内面
	7	前鋸筋の停止部はどれか？ 棘上窩、棘下窩、肩甲骨の外側縁、肩甲骨の内側縁
	8	下顎骨の運動を行うのはどれか？ 前頭筋、側頭筋、後頭筋、胸鎖乳突筋
	9	横隔膜は、腰椎と肋骨および胸椎から起こる??
	10	横隔膜は、呼吸の際に呼気筋として働く??
	11	下行大動脈、下大静脈および食道が横隔膜を貫いている??
*	12	横隔膜を支配する神経は何か？
	13	誤っている組合せはどれか？ ①咬筋-下顎骨挙上 ②外側翼突筋-下顎骨前方移動 ③口輪筋-口を閉じる ④側頭筋-下顎骨挙上 ⑤内側翼突筋-下顎骨後方移動
	14	肋間神経が支配する筋はどれか？ 広背筋、小胸筋、前鋸筋、鎖骨下筋、外腹斜筋
*	15	顔面神経に支配される筋はどれか？ 内側翼突筋、側頭筋、咬筋、顎舌骨筋、広頚筋
*	16	横隔膜の食道裂孔を通るのはどれか？ 動脈周囲交感神経叢、奇静脈、胸管、交感神経幹、迷走神経、横隔神経
	17	烏口突起に停止するのはどれか？ 大胸筋、小胸筋、鎖骨下筋、前鋸筋
	18	頚部の皮筋はどれか？ 広頚筋、胸鎖乳突筋、胸骨甲状筋、頚長筋
	19	鼠径管の構成に関与するのはどれか？ 腹横筋、腸骨筋、腹直筋、恥骨筋
	20	呼気に働くのはどれか？ 広背筋、肩甲挙筋、下後鋸筋、最長筋、小菱形筋

1 → 僧帽筋	9 →×、誤「胸椎」、正「胸骨」	17 → 小胸筋
2 → 外腹斜筋	10 →×、正「吸気筋」	18 → 広頚筋
3 →○	11 →○	19 → 腹横筋
4 → 上腕骨小結節稜	12 → 横隔神経(頚神経叢)	20 → 下後鋸筋
5 → 頚神経叢	13 →⑤:内側〜は下顎骨挙上	
6 → 下顎角内面	14 → 外腹斜筋	
7 → 肩甲骨の内側縁	15 → 広頚筋	
8 → 側頭筋	16 → 迷走神経	

CHARGE

7) 上肢の筋

(1)上肢帯の筋

筋名	起始	停止	神経	作用
棘上筋＊	棘上窩	大結節	肩甲上神経	上腕の外転
棘下筋＊	棘下窩	大結節	肩甲上神経	上腕の外旋
小円筋＊	肩甲骨外側	大結節	腋窩神経	上腕の外旋
肩甲下筋＊	肩甲下窩	小結節	肩甲下神経	上腕の内旋
大円筋	肩甲骨下角	小結節稜	肩甲下神経	上腕の内旋、内転
三角筋	肩甲骨/鎖骨	三角筋粗面	腋窩神経	上腕の外転/屈曲/伸展

＊回旋(筋)腱板

構成	・棘上筋、棘下筋、小円筋、肩甲下筋	
作用	・肩関節包を補強→関節頭を関節窩に保持 　→前/上/後方への過度な運動を防ぐ	

(2)上腕の筋

①屈筋群

筋名		起始	停止	神経	作用
上腕二頭筋	長頭	肩甲骨の 関節上結節	橈骨粗面(橈骨)	筋皮神経	前腕の屈曲、回外
	短頭	烏口突起(肩甲骨)			
烏口腕筋		烏口突起(肩甲骨)	上腕骨体		上腕の屈曲、内転
上腕筋		上腕骨体前面	尺骨粗面(尺骨)		前腕の屈曲

②伸筋群

筋名		起始	停止	神経	作用
上腕三頭筋	長頭	肩甲骨の 関節下結節	肘頭(尺骨)	橈骨神経	前腕の伸展
	外側頭	上腕骨体外側面			
	内側頭	上腕骨体後面			
肘筋		外側上顆(上腕骨)	尺骨上部後面		

(3)前腕の筋

①屈筋群

筋名	起始	停止	神経	作用
長掌筋	**上腕骨内側上顆**	**手掌腱膜**	**正中神経**	手関節の**屈曲**
円回内筋 上腕頭/尺骨頭	**上腕骨内側上顆** ／鈎状突起(尺骨)	円回内筋粗面 (橈骨)		前腕の回内と屈曲
方形回内筋	尺骨下部前面	橈骨下部前面		前腕の回内
橈側手根屈筋	内側上顆	第2・3中手骨底		手関節の屈曲と外転
浅指屈筋 上尺頭/橈骨頭	内側上顆・尺骨 ／橈骨上部前面	第2〜5中節骨底		第2〜5指の 中節を屈曲
長母指屈筋	橈骨体前面	母指末節骨底		母指の末節を屈曲
尺側手根屈筋 上腕頭/尺骨頭	**内側上顆**／ 尺骨上半の後縁	豆状骨 第5中手骨底	尺骨神経	**手関節の屈曲と 内転(尺屈)**
深指屈筋	尺骨体、骨間膜	第2〜5末節骨底	正中神経	第2〜5指末節屈曲
尺側半			尺骨神経	

＊円回内筋は正中神経に貫通される

②伸筋群

筋名	起始	停止	神経	作用
腕橈骨筋	上腕骨下部外側縁	**橈骨茎状突起**	**橈骨神経**	**肘関節の屈曲**
長／短 橈側手根伸筋	上腕骨外側上顆	長→第2中手骨底 短→第3中手骨底		手関節の伸展(背屈) と外転(橈屈)
(総)指伸筋	上腕骨外側上顆	第2〜5中節末節骨		**手関節の伸展**(背屈)
尺側手根伸筋	**上腕骨外側上顆**	第5中手骨底		手関節の伸展・**内転**
回外筋	〃	橈骨上部外側面		前腕の回外
短母指伸筋	橈骨体下部背面	母指基節骨底		母指の基節の伸展
長母指伸筋	尺骨体後面	母指末節骨底		母指の末節の伸展
長母指外転筋	橈骨/尺骨体	第1中手骨底		母指の外転
示指伸筋	尺骨体下部背面	第2指、指背腱膜		示指の伸展
小指伸筋	上腕骨外側上顆	第5指、指側腱膜		第5指の伸展

＊回外筋は橈骨神経の深枝に貫通される

(4)手の筋

①母指球筋

筋名	起始	停止	神経	作用
短母指外転筋	舟状骨・屈筋支帯	母指基節骨底	正中神経	母指の外転
短母指屈筋		母指基節骨底		母指の基節の屈曲
浅頭	屈筋支帯		**正中神経**	
深頭	大小菱形骨/有頭骨		**尺骨神経**	
母指対立筋	大菱形骨 etc.	第1中手骨体	**正中神経**	母指の対立運動
母指内転筋		母指基節骨底	**尺骨神経**	母指の内転
横頭	第3中手骨			
斜頭	有頭骨			

②小指球筋

筋名	起始	停止	神経	作用
短掌筋	手掌腱膜	小指球の皮膚	**尺骨神経**	**小指球尺側の緊張**
小指外転筋	豆状骨・屈筋支帯	小指基節骨底		小指の外転
短小指屈筋	有鈎骨・屈筋支帯	小指基節骨底		小指の基節の屈曲
小指対立筋	有鈎骨・屈筋支帯	第5中手骨の尺側		小指を母指へ曲げる

③中手筋

筋名	起始	停止	神経	作用
虫様筋2、3指	対応する第2〜5	対応する第2〜5	正中神経	2〜5基節の屈曲
4、5指	深指屈筋腱	基節骨底	尺骨神経	中節と末節の伸展
掌側骨間筋	第2、4、5中手骨	2、4、5**基節骨**底	尺骨神経	第2、4、5指の内転
背側骨間筋	中手骨の相対面	2、3、4基節骨底	尺骨神経	**第2、3、4指の外転**
注:第1背側骨間筋の停止は**第2指基節骨底**、第2と第3は第3指、第4は第4指基節骨底					

CHARGE

※関連用語

腋窩の形成	・大胸筋(前壁)、広背筋/大円筋(後壁)、 前鋸筋(内側壁)、上腕骨など(外側壁)	
肘窩の形成	・腕橈骨筋(外側縁)、円回内筋(内側縁)	
手根管	・手根骨と屈筋支帯で構成	
通過組織	・正中神経、浅指/深指屈筋、長母指屈筋、橈側手根屈筋	
屈筋支帯	・橈側手根隆起と尺側手根隆起を結ぶ帯状の靭帯 ・橈側で大菱形骨と舟状骨、尺側で豆状骨と有鈎骨に付着	
尺骨神経管	・屈筋支帯の浅層を尺骨神経と尺骨動脈が通る＝ギヨン管	
伸筋支帯	・橈骨と尺骨の背側下部に張る靭帯性のバンド ・6つのトンネルで、手背に至る前腕伸筋腱を押さえている	
第1トンネル	・長母指外転筋、短母指伸筋	
第2トンネル	・長橈側手根伸筋、短橈側手根伸筋	
第3トンネル	・長母指伸筋	
第4トンネル	・総指伸筋、示指伸筋	
第5トンネル	・小指伸筋	
第6トンネル	・尺側手根伸筋	
リスター結節	・第2と第3トンネルの間にある橈骨背側にある隆起	
タバチエール	・長母指伸筋、短母指伸筋、長母指外転筋で構成	

CHECK

	1	肩の回旋腱板の形成に関与しないのはどれ？　棘上筋、棘下筋、大円筋、肩甲下筋
	2	上腕骨内側上顆に起始しない筋は？　円回内筋、腕橈骨筋、尺側手根屈筋、長掌筋
*	3	上腕骨小結節稜に付着するのはどれか？　広背筋、僧帽筋、肩甲挙筋、小菱形筋
*	4	肩甲骨に停止する筋はどれか？　前鋸筋、肩甲下筋、棘下筋、大円筋、三角筋
	5	上腕二頭筋について正しいのはどれか？　①長頭は肩甲骨の関節下結節に起こる　②短頭は肩甲骨の肩峰に起こる　③橈骨粗面に停止する　④尺骨神経に支配される
	6	上肢帯の骨に停止する筋はどれ？　肩甲下筋、三角筋、小円筋、前鋸筋、大胸筋
	7	腕神経叢の枝とその支配筋の組合せで誤っているのはどれか？　①腋窩神経-棘下筋　②胸背神経-広背筋　③肩甲上神経-棘上筋　④肩甲下神経-大円筋
	8	尺骨に停止する筋はどれ？　上腕三頭筋、腕橈骨筋、上腕二頭筋、長掌筋、回外筋
	9	手の第2指の指背腱膜に停止する筋は何か？
	10	前腕を回外させる作用のあるのは？　烏口腕筋、上腕筋、上腕二頭筋、上腕三頭筋
*	11	上腕骨小結節に停止する筋はどれか？　棘上筋、棘下筋、小円筋、肩甲下筋
*	12	手根管を通らないのはどれか？　尺骨神経、　正中神経、　長母指屈筋(腱)、　浅指屈筋(腱)、　深指屈筋(腱)、　長掌筋
	13	腋窩の壁を構成する筋について誤っている組合せはどれか？　①前壁-大胸筋　②後壁-大円筋　③内側壁-前鋸筋　④外側壁-三角筋
	14	手の第2〜4指を外転させる筋は何か？
	15	上腕を外転させる筋はどれか？　棘上筋、棘下筋、小円筋、肩甲挙筋、肩甲下筋
	16	橈骨神経に貫かれる筋はどれ？　烏口腕筋、円回内筋、回外筋、腕橈骨筋、長掌筋
	17	上肢の筋で、正中神経が通り抜ける筋は何か？
	18	肩甲骨に付着する筋と、その付着する部位との組合せで正しいのはどれか？　①棘上筋-肩峰　②小円筋-関節下結節　③小胸筋-烏口突起　④小菱形筋-下角
	19	上肢の伸筋支帯下の6つの管と通過する腱との組合せで正しいのはどれか？　①第1管－長母指伸筋の腱　②第2管－長母指外転筋の腱　③第3管－総指伸筋の腱　④第4管－単母指伸筋の腱　⑤第5管－小指伸筋の腱
	20	上腕骨内側上顆に起始するのはどれか？　腕橈骨筋、総指伸筋、長掌筋、肘筋

1 → 大円筋、は関与しない	9 → 第1背側骨間筋	17 → 円回内筋
2 → 腕橈骨筋	10 → 上腕二頭筋	18 →③小胸筋－烏口突起
3 → 広背筋	11 → 肩甲下筋	19 →⑤第5管－小指伸筋の腱
4 → 前鋸筋	12 → 尺骨神経と長掌筋	20 → 長掌筋
5 →③橈骨粗面に停止する	13 →④:正「外〜－上腕骨」	
6 → 前鋸筋	14 → 背側骨間筋	
7 →①:正「肩甲上神経－棘下筋	15 → 棘上筋	
8 → 上腕三頭筋	16 → 回外筋	

CHECK

*	1	筋とその起始との組合せで誤っているのはどれか？ ①上腕二頭筋短頭－烏口突起　②橈側手根屈筋－上腕骨内側上顆 ③上腕三頭筋長頭－関節上結節　④尺側手根伸筋－上腕骨外側上顆
	2	肩甲骨に付着しない筋はどれか？　大胸筋、小胸筋、三角筋、上腕二頭筋、前鋸筋
	3	上腕骨を外旋させるのはどれか？　三角筋、棘上筋、棘下筋、肩甲下筋、大円筋
*	4	誤っている組合せはどれか？　①小円筋－上腕の内旋　②上腕二頭筋-前腕の回外 ③棘上筋-上腕の外転　④腕橈骨筋-肘関節の屈曲　⑤長掌筋-手根の屈曲
	5	タバチエール(嗅ぎ煙草入れ)を構成しないのはどれか？ 母指対立筋、短母指伸筋、長母指外転筋、長母指伸筋
	6	橈骨神経に支配される筋はどれか？ 方形回内筋、烏口腕筋、腕橈骨筋、橈側手根屈筋、上腕二頭筋長頭
	7	腋窩の前壁を構成する筋は何か？
	8	上肢帯の骨に起始し、上腕骨に停止する筋はどれか？ 上腕筋、大菱形筋、棘下筋、小胸筋、僧帽筋
	9	上腕を外転する筋はどれか？　三角筋、小円筋、大円筋、烏口腕筋
	10	胸郭から起始し上肢帯の骨に停止する筋はどれか？ 上後鋸筋、　前鋸筋、　肩甲挙筋、　外肋間筋
	11	屈筋支帯より表層を通るのはどれか？　長掌筋、方形回内筋、浅指屈筋、長母指屈筋
	12	尺骨の肘頭に停止する筋はどれか？　上腕二頭筋、烏口腕筋、上腕三頭筋、上腕筋
	13	腋窩神経支配はどれか？　棘上筋、棘下筋、三角筋、烏口腕筋、大円筋
*	14	回旋筋腱板でないのはどれか？　棘上筋、棘下筋、肩甲下筋、大円筋、小円筋
	15	結節間溝を走行する腱が起始するのはどこか？
	16	上腕骨内側上顆から起始するのはどれか？ 回外筋、方形回内筋、深指屈筋、円回内筋、長母指屈筋

1 →③:正「－関節下結節」	9 → 三角筋	
2 → 大胸筋、は付着しない	10 → 前鋸筋	
3 → 棘下筋	11 → 長掌筋	
4 →①:正「～－上腕の外旋」	12 → 上腕三頭筋	
5 → 母指対立筋、構成せず	13 → 三角筋	
6 → 腕橈骨筋	14 → 大円筋	
7 → 大胸筋	15 → 関節上結節(上腕二頭筋長頭腱)	
8 → 棘下筋	16 → 円回内筋	

CHARGE

8) 下肢の筋

(1) 下肢帯の筋

① 内寛骨筋

筋名	起始	停止	神経	作用
腸腰筋		**大腿骨小転子**	大腿神経	**股関節の屈曲**
腸骨筋	腸骨窩(寛骨)			下肢を固定すると
大腰筋	腰椎の椎体 肋骨突起			上半身は前に曲がる

② 外寛骨筋

筋名	起始	停止	神経	作用
大殿筋	腸骨外面 仙骨、尾骨後面 **仙結節靭帯**	**大腿骨殿筋粗面** **腸脛靭帯**	**下殿神経**	**大腿の伸展** 直立姿勢を保つ
中殿筋	腸骨外面	**大腿骨大転子**	上殿神経	**大腿の外転**
小殿筋	腸骨外面	**大腿骨大転子**	上殿神経	大腿の外転
大腿 筋膜張筋	上前腸骨棘	腸脛靭帯	上殿神経	**大腿の屈曲** 下腿の伸展

③ 外寛骨筋・深層

筋名	起始	停止	神経	作用
梨状筋	**仙骨**前面	**大腿骨大転子**	仙骨神経叢	大腿の外旋
内閉鎖筋	閉鎖膜の内面	**大腿骨**転子窩		
双子筋	坐骨棘	大腿骨転子窩		
大腿方形筋	坐骨結節	大腿骨転子間稜		

※関連用語は別記

48

(2)大腿の筋

①伸筋群　☆粗線＝**大腿骨**粗線

筋名	起始	停止	神経	作用
縫工筋	**上前腸骨棘**	**脛骨粗面内側部** （鵞足の形成）	**大腿神経**	大腿**屈曲**/外転/**外旋**、 下腿の屈曲/内転
大腿四頭筋		四筋は合して 膝蓋骨につき、 **膝蓋靭帯を経て** **脛骨粗面に停止**		下腿の伸展、 大腿直筋は 　股関節の屈曲もあり
大腿直筋	**下前腸骨棘**			
外側広筋	**粗線**外側唇			
中間広筋	**大腿骨**体前面			
内側広筋	**粗線**内側唇			
膝関節筋	大腿骨下部前面	膝関節包		関節包を上に引く

②屈筋群···ハムストリング筋

筋名	起始	停止	神経	作用
大腿二頭筋		**腓骨頭**		**股関節の伸展**、 **下腿の屈曲と外旋**
長頭	坐骨結節		脛骨神経	
短頭	**粗線**外側唇		総腓骨神経	
半腱様筋	**坐骨結節**	脛骨粗面**内側部** （鵞足の形成）	脛骨神経	**股関節の伸展**、 膝関節における 　下腿の屈曲と内旋
半膜様筋	**坐骨結節**	**脛骨**内側顆後面		

③内転群

筋名	起始	停止	神経	作用
恥骨筋	**恥骨**櫛	**大腿骨**恥骨筋線	大腿神経	**大腿の屈曲・内転**
長内転筋	**恥骨**体前面	大腿骨**粗線**内側唇	**閉鎖神経**	**大腿の内転**
短内転筋	恥骨下枝前面			
大内転筋	坐骨結節 etc.			
薄筋	恥骨下枝前面	**脛骨粗面内側部** （鵞足の形成）		股関節の屈曲、 下腿の屈曲と内旋
外閉鎖筋	閉鎖膜の外面	大腿骨転子窩		大腿の外旋と内転

※関連用語は別記

CHARGE

(3)下腿の筋

①伸筋群

筋名	起始	停止	神経	作用
前脛骨筋	脛骨外側面 下腿骨間膜	内側楔状骨 第1中足骨底面	**深腓骨神経**	**足の背屈** **足の内反**
長母指伸筋	腓骨体前面下部 下腿骨間膜	足背の 母指末節骨底		母指の伸展 足の背屈
長指伸筋	腓骨体前面 脛骨外側上顆	第2〜5指 中節骨と末節骨		第2〜5指の伸展
第3腓骨筋	長指伸筋の分束	第5中足骨底		足の外反/背屈

②腓骨筋群…外果の後方を通る

筋名	起始	停止	神経	作用
長腓骨筋	腓骨頭 腓骨体上外側面	内側楔状骨 第1中足骨底	**浅腓骨神経**	**足の外反** 足の底屈
短腓骨筋	腓骨体下外側面	第5中足骨底		

③屈筋群

筋名	起始	停止	神経	作用
下腿三頭筋		両筋は合して アキレス腱 (踵骨腱)となり、 **踵骨隆起**に停止	**脛骨神経**	**足の底屈** 膝関節の屈曲
腓腹筋				
内側頭	**大腿骨**内側上顆			
外側頭	**大腿骨**外側上顆			
ヒラメ筋	腓骨頭 etc.			
足底筋	大腿骨外側上顆	アキレス腱		下腿三頭筋補助
膝窩筋	大腿骨外側上顆	脛骨上部後面		**膝屈曲**、脛骨**内旋**
後脛骨筋	下腿骨間膜後面	舟状骨 内側楔状骨		**足の底屈** 足を強く**内反**
長指屈筋	**脛骨中央後面**	第2〜5末節骨底		第2〜5指の屈曲 足の底屈、内反
長母指屈筋	腓骨体下部後面	母指末節骨底		母指の屈曲、 足の底屈、内反

50

CHARGE

(4)足の筋

①足背筋

筋名	起始	停止	神経	作用
短母指伸筋	踵骨上面	母指基節骨底	深腓骨神経	母指の伸展
短指伸筋		長指伸筋腱		足指の伸展

②母指球筋(足底筋)

筋名	起始	停止	神経	作用
母指外転筋	踵骨隆起	母指の基節骨底	内側足底神経	母指外転・底屈
短母指屈筋	外側楔状骨			母指基節を屈曲
母指内転筋	*	〃	外側足底神経	母指の内転

③小指球筋(足底筋)

筋名	起始	停止	神経	作用
小指外転筋	踵骨隆起	小指の基節骨底	外側足底神経	小指の外転
短小指屈筋	*			小指基節で屈曲

④中足筋(足底筋)

筋名	起始	停止	神経	作用
短指屈筋	踵骨隆起	2〜5指中節骨底	内側足底神経	2〜5指中節底屈
足底方形筋	踵骨隆起	長指屈筋腱外側	外側足底神経	指の底屈助ける
虫様筋	長指屈筋腱	指背腱膜	内側足底神経 外側足底神経	個々の指の基節を屈曲する
底側骨間筋	第3〜5中足骨	3〜5指基節骨底	外側足底神経	足指の内転 基節の底屈
背側骨間筋	*	*	外側足底神経	足指の外転 基節の底屈

※関連用語は別記

CHARGE

①下肢帯

梨状筋上孔	・**上殿神経**、上殿動脈、上殿静脈が通る
梨状筋下孔	・**坐骨神経**、下殿神経、**陰部神経**、後大腿皮神経、 下殿動脈、下殿静脈、**内陰部動脈**、内陰部静脈が通る
伏在裂孔	・大伏在静脈が通る
閉鎖膜	・閉鎖孔に張られた線維性結合組織の膜
大腿三角 スカルパ三角	・**鼡径靭帯**、**長内転筋**、**縫工筋**でつくられる三角形 ・**外側から大腿神経**、**大腿動脈**、**大腿静脈**(内側)が並ぶ ・深鼠径リンパ節がある
内転筋管	・大腿三角頂点～内転筋腱裂孔(**大内転筋の停止部**) ・大腿動脈、大腿静脈、**伏在神経が通る**

☆鼡径靭帯、鼡径管、筋裂孔、血管裂孔については「腹部の筋」を参照

②大腿

腸脛靭帯	・大腿の後側面で特に肥厚した大腿筋膜
鵞足	・縫工筋(外側縁)、薄筋(前縁)、**半腱様筋**(後縁)で構成 ・三つの腱は互いに癒合して脛骨上内側部に停止する
鵞足の作用	・膝関節の関節包を内側から補強、骨盤の固定

③下腿

膝窩	・**大腿二頭筋腱**(外側上縁)、**半腱様筋**(内側上縁)、 半膜様筋(内側上縁)、**腓腹筋**(内/外側下縁)で構成
屈筋支帯	・内果と踵骨との間に張り、足根管を形成する ＊**内果の後**
足根管	・**後脛骨筋腱**、**長指屈筋腱**、**長母指屈筋腱**、後脛骨動脈、 **脛骨神経**などが通る
上伸筋支帯 下伸筋支帯	・長指伸筋腱、長母指伸筋腱、**前脛骨筋腱**、**第3腓骨筋腱** が通る ＊足関節の前
上腓骨筋支帯	・**長腓骨筋腱**、短腓骨屈筋腱が通る ＊**外果の後**

CHARGE

9) 筋の一般

(1)筋の生理作用

運動	・筋の収縮により、骨が移動し、関節運動を行う	
体温の発生	・筋の収縮により、熱が発生し、体温を上昇させる	
筋ポンプ	・筋の収縮により、血液やリンパの還流が促進される	

(2)筋の名称、分類

起始(筋頭)	・固定(動き少ない)側→脊柱、骨盤、体幹に近い	
停止(筋尾)	・動きが多い側→脊柱、骨盤、体幹から遠い	
筋腹	・筋の中央のふくらみ	
腱	・起始停止にある結合組織線維束で索状のもの	
単関節筋	**・一つの骨から隣の骨につく** ex.上腕筋、恥骨筋、**大内転筋、ヒラメ筋**	
二関節筋	・一つの骨を越え遠くの骨につく ex.上腕二頭筋、**半腱様筋、縫工筋**	
多関節筋	・数個の骨を越え遠くの骨につく　ex.(総)指伸筋	
二頭筋	・筋頭が二つある　　　　　ex.上腕二頭筋	
三頭筋	・筋頭が三つある　　　　　ex.下腿三頭筋	
二腹筋	・二つの筋腹が中間腱で連結される　ex.顎二腹筋	
多腹筋	ex.**腹直筋**	

(3)筋の**補助装置**

筋膜	・筋の表面を包む結合組織→筋の保護、摩擦防止	
滑液包	・筋/腱と骨の間の包、滑液を含み摩擦軽減　ex.**三角筋**下包	
腱鞘	・滑液包が長く腱を取り巻いたもの(滑液鞘)	
種子骨	・腱が関節を超えるとき摩擦を減らす　　ex.膝蓋骨	
滑車	・筋や腱の方向を変えるための装置　　　ex.上斜筋	

(4)筋の作用

主力筋	・運動の主力をなす	
拮抗筋	・主力筋とは反対の運動を行う ex.**大胸筋－棘下筋、　大菱形筋－前鋸筋、** 　　**上腕筋－上腕三頭筋、　棘下筋－肩甲下筋、** 　　**大殿筋－腸腰筋、　前脛骨筋－下腿三頭筋**	
協力筋	・主力筋と同じ方向の運動を行う ex.**大円筋－広背筋、　三角筋－棘上筋**	

CHECK

	1	踵骨隆起に停止しない筋はどれか？　腓腹筋、ヒラメ筋、足底筋、後脛骨筋
*	2	筋とその付着部との組合せで誤りはどれか？　①外腹斜筋－肋骨　②僧帽筋－鎖骨　③広背筋－上腕骨　④前鋸筋－肋骨　⑤梨状筋－仙骨　⑥腓腹筋－脛骨
	3	足を外反させる筋はどれ？　足底筋、前脛骨筋、長腓骨筋、長指屈筋、長母指伸筋
*	4	大腿骨大転子に停止しない筋はどれか？ 梨状筋、大腰筋、小殿筋、中殿筋、大殿筋
*	5	外果の後方を通るのはどれか？ 長指屈筋腱、後脛骨筋腱、脛骨神経、長腓骨筋腱、深腓骨神経、前脛骨筋腱
	6	筋とその支配神経との組合せで正しいのはどれか？　①前脛骨筋－浅腓骨神経　②円回内筋－尺骨神経　③内側直筋－滑車神経　④腹直筋－肋間神経
	7	仙骨に付着する筋はどれ？　外閉鎖筋、内閉鎖筋、大腰筋、大腿方形筋、梨状筋
	8	閉鎖神経に支配される筋はどれか？　内閉鎖筋、薄筋、半膜様筋、縫工筋、恥骨筋
	9	大殿筋の起始となる靭帯は何か？
	10	主動筋と拮抗筋との組合せで正しいのはどれか？　①烏口腕筋－上腕二頭筋　②中殿筋－小殿筋　③棘下筋－肩甲下筋　④腓腹筋－ヒラメ筋　⑤大円筋－広背筋
	11	体表区分とそこを通る血管との組合せで正しいのはどれか？　①橈骨小窩－尺骨動脈　②大腿三角－小伏在静脈　③後頚三角－内頚静脈　④顎下三角－顔面動脈
	12	股関節の外転に関与する筋は？　大腿方形筋、恥骨筋、中殿筋、腸腰筋、薄筋
	13	下腿の筋で外果の後方を通る筋は何か？
	14	下肢の上伸筋支帯の下を腱が通るのはどれか？ 長腓骨筋、短腓骨筋、第三腓骨筋、長母指屈筋、長指屈筋
	15	骨盤隔膜の主体をなすのはどれか？　肛門挙筋、外閉鎖筋、内閉鎖筋、梨状筋
	16	膝窩の上外側縁を構成する筋は何か？
	17	大腿三角の一辺を形成する筋はどれか？　恥骨筋、長内転筋、大内転筋、内側広筋
	18	足の内反に関与するのは？　第三腓骨筋　前脛骨筋、長趾伸筋、腓腹筋
	19	筋と補助装置の組合せで正しいのはどれか？ ①下斜筋－滑車　②三角筋－滑液包　③長掌筋－腱鞘　④下腿三頭筋－骨間膜

1 → 後脛骨筋、は舟状骨等	9 → 仙結節靭帯	17 → 長内転筋
2 →⑥：正「－大腿骨、踵骨	10 →③（上腕の外旋－内旋）	18 → 前脛骨筋
3 → 長腓骨筋	11 →④顎下三角－顔面動脈	19 →②三角筋－滑液包
4 → 大腰筋と大殿筋	12 → 中殿筋	
5 → 長腓骨筋腱	13 → 長腓骨筋、短腓骨筋	
6 →④腹直筋－肋間神経	14 → 第三腓骨筋	
7 → 梨状筋	15 → 肛門挙筋	
8 → 薄筋	16 → 大腿二頭筋	

CHECK

	1	足関節の内反に働く筋はどれか？　後脛骨筋、長指伸筋、第三腓骨筋、長腓骨筋
	2	鵞足の形成に関与するのはどれ？　長内転筋、大腿二頭筋、半腱様筋、半膜様筋
	3	腱が足の上伸筋支帯を通るのはどれか？　足底筋、後脛骨筋、前脛骨筋、ヒラメ筋
	4	梨状筋下孔を通らないのはどれか？　上殿動脈、内陰部動脈、陰部神経、坐骨神経
*	5	膝窩の縁辺を構成しないのはどれか？　大腿二頭筋、縫工筋、半腱様筋、腓腹筋
	6	筋とその支配神経との組合せで正しいのはどれか？　大腿四頭筋－脛骨神経、 長内転筋－閉鎖神経、長腓骨筋－深腓骨神経、前脛骨筋－浅腓骨神経
	7	筋とその作用との組合せで誤っているのはどれか？　①三角筋-肩関節の外転 ②腕橈骨筋-肘関節の伸展　③腸腰筋-股関節の屈曲　④半腱様筋-膝関節の屈曲
*	8	筋とその作用との組合せで誤っているのはどれか？ ①広背筋-肩関節の内転　②膝窩筋-下腿の内旋　③大殿筋-股関節の伸展 ④長掌筋-手関節の屈曲　⑤ヒラメ筋-足関節の背屈
	9	閉鎖神経が支配する筋は？　恥骨筋、外閉鎖筋、内閉鎖筋、大腿筋膜張筋、縫工筋
*	10	四肢の筋において停止腱内に種子骨があるのはどれか？ 上腕二頭筋、上腕三頭筋、大腿二頭筋、大腿四頭筋、下腿三頭筋
*	11	下肢の筋で正しいのはどれか？　①梨状筋の腱は小坐骨切痕を通る ②半腱様筋の腱は膝窩の内側を通る　③短腓骨筋の腱は内果の後を通る ④下腿三頭筋の腱は足根管を通る　⑤前脛骨筋の腱は足の屈筋支帯を通る
	12	起始が1つの骨にある筋はどれか？ 上腕二頭筋、上腕三頭筋、大腿二頭筋、大腿四頭筋、下腿三頭筋
	13	筋と付着部位について正しい組合せはどれか？　①広背筋－上腕骨大結節 ②大胸筋－上腕骨小結節　③大殿筋－大腿骨大転子　④大腰筋－大腿骨小転子
	14	大腿骨に付着する筋はどれか？　大腿直筋、内閉鎖筋、薄筋、縫工筋、半膜様筋
	15	腸脛靭帯で正しいのはどれか？　①下前腸骨棘に付着する　②大殿筋が停止する ③大腿の内側面にある　④下腿筋膜が肥厚したものである
	16	単関節筋はどれか？　半腱様筋、薄筋、縫工筋、大内転筋、大腿直筋

1 → 後脛骨筋	9 → 外閉鎖筋	
2 → 半腱様筋	10 → 大腿四頭筋	
3 → 前脛骨筋	11 →②半腱様筋の腱は～	
4 → 上殿動脈、は梨→上孔	12 → 上腕二頭筋	
5 → 縫工筋、は構成しない	13 →④大腰筋-大腿骨小転子	
6 → 長内転筋－閉鎖神経	14 → 内閉鎖筋	
7 →②：正「-肘関節の屈曲」	15 →②大殿筋が停止する	
8 →⑤：正「-足関節の底屈」	16 → 大内転筋	

CHECK

1	協力筋の組合せで正しいのはどれか？　前脛骨筋－下腿三頭筋、肩甲下筋－前鋸筋、小円筋－大円筋、三角筋－棘上筋、烏口腕筋－広背筋	
2	大腿骨に停止をもつ筋はどれか？　縫工筋、薄筋、大内転筋、半腱様筋	
3	筋とその作用との組合せで正しいのはどれか？　上腕二頭筋－前腕の回外、腕橈骨筋－肘関節の伸展、中殿筋－膝関節の伸展、長腓骨筋－距腿関節の背屈	
4	大腿屈筋群に属するのはどれ？　縫工筋、薄筋、内側広筋、大腿二頭筋、梨状筋	
5	腹直筋はどれに分類されるか？　紡錘状筋、羽状筋、多頭筋、多腹筋、鋸筋	
6	正しいのはどれか？　①陰部神経は梨状筋上孔を通る　②頸神経ワナは斜角筋隙を通る　③上腕二頭筋長頭の腱は結節間溝を通る　④閉鎖神経は鼡径管を通る　⑤浅指屈筋腱は深指屈筋腱の二分したところを通る	
7	大腿四頭筋が停止する部位はどこか？	
8	誤っている組合せはどれか？　①長掌筋－手掌腱膜　②腹直筋－腱画　③大内転筋－内転筋管　④下腿三頭筋－鵞足	
9	大腿三角を構成しないのはどれか？　鼡径靭帯、薄筋、縫工筋、長内転筋	
10	一関節筋はどれ？　半膜様筋、縫工筋、大内転筋、腓腹筋、指伸筋、上腕二頭筋	
11	腸脛靭帯に停止する筋はどれ？　大腿方形筋、大殿筋、中殿筋、小殿筋、腸腰筋	
12	骨格筋でないのはどれか？　横隔膜、膀胱壁の筋、母指球筋、虫様筋	
13	坐骨結節を起始とする筋はどれか？　大腿二頭筋短頭、大腿直筋、縫工筋、半膜様筋	
14	股関節を屈曲するのはどれか？　大殿筋、中殿筋、梨状筋、腸腰筋	
15	大腿骨転子窩に停止するのはどれか？　半膜様筋、内閉鎖筋、腸骨筋、恥骨筋	
16	内転筋管を通るのはどれか？　伏在神経、腓腹神経、後大腿皮神経、坐骨神経	
17	閉鎖神経が支配するのはどれか？　縫工筋、内側広筋、腸骨筋、薄筋	
18	二関節筋はどれか？　上腕筋、縫工筋、ヒラメ筋、内側広筋、恥骨筋	
19	筋と支配神経の組合せで正しいのはどれか？　①長腓骨筋－浅腓骨神経　②後脛骨筋－深腓骨神経　③前脛骨筋－脛骨神経　④腓腹筋－浅腓骨神経	

1 → 三角筋－棘上筋	9 → 薄筋、は構成しない	17 → 薄筋
2 → 大内転筋	10 → 大内転筋	18 → 縫工筋
3 → 上腕二頭筋-前腕回外	11 → 大殿筋	19 →①長腓骨筋-浅腓骨神経
4 → 大腿二頭筋	12 → 膀胱壁の筋（平滑筋）	
5 → 多腹筋	13 → 半膜様筋	
6 →③～結節間溝を通る	14 → 腸腰筋	
7 → 脛骨粗面	15 → 内閉鎖筋	
8 →④:「縫工筋、薄筋等－」	16 → 伏在神経	

CHARGE

第4章 脈管系

1.血管系

1)血管

(1)血管の構造

	内膜	・内皮(単層扁平上皮)＋結合組織の補強 ・静脈にはポケット状の静脈弁がある	
	中膜	・輪走**平滑筋**、弾性線維からなる ・**動脈で発達**している＝弾力がある ・静脈は弾性線維が少ない＝周囲の圧迫を受けやすい	
	外膜	・結合組織、弾性線維、周囲の組織と結合する	
	動脈	・**血管壁が厚い**(特に中膜が発達)　　・三層構造で**弁なし**	
	弾性動脈	・中枢側の太い動脈は弾性に富み、心臓の拍動に対応	
	筋性動脈	・末梢側の細い動脈は**平滑筋に富み**、血液供給を調節	
	静脈	・**血管壁が薄い**、三層構造	
	静脈弁	・弁あり(内臓には無い)．2枚のポケット状	
	毛細血管	・単層の**内皮細胞**(単層扁平上皮＋基底膜)．弁なし	

(2)血管の走行

	吻合	・血液の供給を確保するためのバイパス＝吻合枝 ex.側副循環、静脈叢	
	終動脈	・吻合枝を持たない動脈　ex.脳、肺、網膜 ・**閉塞により梗塞をきたす**　ex.脳、肺、(心臓)	
	機能的 **終動脈**	・吻合枝が細いため血液供給が不十分 ex.腎臓、**脾臓、脳、心臓の冠状動脈**	
	動脈の走行	・一般に深部を走行、深静脈と伴走	
	静脈の走行	・深静脈＝動脈と伴走、浅静脈(皮静脈)＝独自の走行	

(3)栄養血管と機能血管

	心臓	肺	肝臓	脳	
栄養血管	・**冠状動脈** ・冠状静脈洞	・気管支動脈 ・気管支静脈	・固有肝動脈	・内頚動脈 ・椎骨動脈 　→脳底動脈	
機能血管	・大動脈、大静脈 ・肺動脈、肺静脈	・肺動脈 ・肺静脈	・門脈		

2) 心臓

位置	・胸腔内の縦隔中部に位置し、横隔膜の上に乗る	
	・心底＝第2肋間の高さ　・心尖＝**第5肋間の高さ**	
心尖拍動	・左第5肋間で左乳頭線よりやや内方	
形、重さ、構造	・円錐形、250〜300g　・構造→心内膜、心筋層、心外膜	
区分	・右心房、右心室、左心房、左心室	
心内膜	・心臓内腔の表面＝単層扁平上皮＋薄い結合組織	
心筋層	・心臓壁の主軸　・横紋筋構造で自律神経支配	
	・心房2層、心室3層．厚さ＝**左心室3：1右心室**	
特殊横紋筋	・血液を駆出するための筋	
特殊心筋	**・刺激伝導系により興奮を伝え、心臓の拍動が始まる**	
心膜	・心臓を覆う漿膜＝壁側板　・漿膜性心膜＋線維性心膜	
	・漿膜性心膜は心臓基部で反転し、心外膜に移行	
心外膜	・心臓表面(**心筋**)を覆う＝臓側板　・心膜＋結合組織(裏)	
心膜腔	・心膜と心外膜の間の腔　・漿液(心膜液)が入る	
中隔	・**心房中隔**(卵円窩がある)、心室中隔	
心臓の弁	・房室弁、動脈弁＝血液を駆出する際の逆流を防ぐ	
房室弁	・尖弁－腱索－乳頭筋→心室内壁につく	
左房室弁	・**二尖弁**(僧帽弁)→左心房と左心室の間	
右房室弁	・**三尖弁**→右心房と右心室の間	
動脈弁	・半月弁(ポケット状弁)＝**大動脈弁**(右後)、肺動脈弁(左前)	
刺激伝導系	・洞房結節(上大静脈開口部)→房室結節(右心房下壁)→	
	ヒス束(房室束)→線維三角→左脚/右脚→プルキンエ線維	
冠状溝	・心臓表面にみられる溝、心房と心室とを分ける	
左右冠状動脈	・大動脈起始部から分枝、心臓を養う　・右冠状動脈→	
	後室間枝(心臓後面)、**左冠状動脈→前室間枝**(心臓前面)	
大心臓静脈	・前室間溝から**冠状溝を走る**	
中心臓静脈	**・後室間枝と共に後室間溝を走る**	

※心臓に出入りする血管、血液　＊循環血液量＝5%(全循環血液量の)

右心房へ	**・上大静脈、下大静脈、冠状静脈洞**(心臓の静脈)	
右心室から	・右肺動脈(1本)、左肺動脈(1本)・・・静脈血	
左心房へ	・右肺静脈(2本)、左肺静脈(2本)・・・動脈血	
左心室から	・大動脈、左右**冠状動脈**	

CHECK

	1	僧帽弁が存在する部位はどれか？　右房室口、左房室口、肺動脈口、大動脈口
*	2	右心房に開口しないのはどれか？　上大静脈、下大静脈、肺静脈、冠状静脈洞
	3	心臓で正しいのはどれ？　①房室結節は心室にある　②僧帽弁は3枚の弁尖からなる ③前室間枝は右冠状動脈の枝である　④肺動脈弁は大動脈弁の左前方に位置する
*	4	冠状動脈を分枝する動脈は何か？
*	5	冠状静脈洞が注ぐ部位はどこか？
	6	正しい記述はどれか？　①冠状溝は心房と心室との境界にある　②左冠状動脈は後室 間枝を分枝する　③右冠状動脈は回旋枝を分枝する　④冠状動脈は機能血管である
	7	心臓で正しいのはどれか？　①三尖弁は乳頭筋により開く　②中心臓静脈は前室間溝を 走る　③心内膜は重層扁平上皮からなる　④刺激伝導系は特殊心筋よりなる
*	8	イ.肺静脈が心臓に入る部位はどこか？　ロ.右心房と右心室の間にある弁は何弁か？
	9	心房の内部にみられるのはどれ？　プルキンエ線維、卵円窩、乳頭筋、腱索、肉柱
*	10	心臓の動脈弁はどれか？　二尖弁、三尖弁、僧帽弁、半月弁、房室弁
	11	血管の構造で正しいのはどれか？　①心臓に近い大血管では弾性線維よりも平滑筋の 線維が多い　②顔面の静脈は弁が豊富である　③門脈の構造は静脈と同じである ④毛細血管には平滑筋が含まれる　⑤下肢の動脈にはポケット状の弁がある
	12	心臓で正しいのはどれか？　①心臓の冠状動脈は胸大動脈から分枝する ②心尖は第2肋間の高さに位置する　③心臓の静脈血は上大静脈に注ぐ ④右房室弁は僧帽弁という　⑤洞房結節は上大静脈の開口部に位置する
	13	刺激伝導系について正しいのはどれか？　①プルキンエ線維は心外膜下を走行する ②神経線維が構成する　③房室結節は右心室にある　④ヒス束は線維三角を通る
	14	心臓の後間室枝と一緒に走行する静脈は何か？
	15	心臓で正しいのは？　①心内膜と心外膜の間が心膜腔である　②プルキンエ線維は 線維三角を貫く　③乳頭筋の収縮で房室弁が開く　④冠状静脈洞は右心房に開口する
	16	心臓で正しいのは？　①心臓は後縦隔に位置する　②大心臓静脈は冠状溝を走行する ③心外膜は漿膜の壁側板である　④房室結節は心房を収縮させる

1 → 左房室口	9 → 卵円窩	
2 → 肺静脈	10 → 半月弁	
3 →④〜左前方に位置する	11 →③門脈の構造は静脈〜	
4 → 上行大動脈	12 →⑤洞房結節は〜開口部	
5 → 右心房	13 →④ヒス束は線維三角を〜	
6 →①冠状溝は心房と〜	14 → 中心臓静脈	※　線維三角
7 →④刺激伝導系は特殊〜	15 →④冠状静脈洞は右心房〜	→房室弁の周囲を固定する
8 →イ.左心房　ロ.三尖弁	16 →②大心臓静脈は〜	

CHECK

*	1	冠状溝は心臓の何と何の間にあるか？
	2	正しいのはどれか？ ①心尖は胸骨の後面に接する ②冠状静脈洞は左心房に開く ③卵円窩は心室中隔にある ④心底は横隔膜に接する ⑤腱索は乳頭筋につく
	3	僧帽弁はどれか？ 右房室弁、左房室弁、肺動脈弁、大動脈弁
	4	肺静脈からの血液が最初に通過するのはどれか？ 半月弁、僧帽弁、三尖弁、大動脈弁、肺動脈弁
	5	正しいのはどれか？ ①肺動脈は左右2本ずつある ②大動脈弁には腱索が付く ③左冠状動脈の前室間枝は心室中隔に分布する ④冠状静脈洞は左心房に開口する ⑤左右の冠状動脈は大動脈弓より出る
*	6	右心房に存在するのはどれか？ プルキンエ線維、冠状静脈洞口、腱索、乳頭筋
	7	正しいのはどれか？ ①肺動脈の基部には冠状動脈の入口がある ②大動脈弁には腱索が付く ③右心耳の先端部は心尖と呼ばれる ④心房中隔には卵円窩がある ⑤左右の冠状動脈は大動脈弓より出る
	8	心臓で正しいのはどれか？ ①心外膜は線維性心膜である ②心外膜は心筋を覆う ③心内膜は漿膜である ④心内膜は冠状動脈を覆う ⑤心内膜は心膜腔を構成する
	9	心血管系で正しいのはどれか？ ①動脈管索は大動脈と肺動脈との間にある ②冠状動脈は大動脈弓から起こる ③ヒス束からの興奮は房室結節へ伝わる ④卵円窩は心室中隔にある ⑤右冠状動脈は心臓の前面を覆う
*	10	心臓の構造において、腱索を持つ弁は何弁か？
*	11	洞房結節が存在するのは、心臓のどの部位か？
	12	心臓部で、前室間溝を走行する血管は何か？
	13	心臓において、その直上から冠状動脈が起始する弁は何か？
	14	心臓で正しいのはどれか？ ①ヒス束は乳頭筋を通る ②腱索は肺動脈弁につく ③洞房結節は卵円窩にある ④乳頭筋は僧房弁に付属する ⑤心底は横隔膜に接する
	15	機能的終動脈が存在しないのはどれか？ 脳、心臓、肝臓、脾臓、腎臓

1 → 心房と心室の間	9 →①動脈管索〜の間に〜
2 →⑤腱索は乳頭筋につく	10 → 房室弁(僧房弁、三尖弁)
3 → 左房室弁	11 → 右心房上大静脈開口部
4 → 僧帽弁	12 → 左冠状動脈(左前下行枝)
5 →③〜心室中隔に分布〜	13 → 大動脈弁
6 → 冠状静脈洞口	14 →④乳頭筋は僧房弁に〜
7 →④心房中隔に卵円窩〜	15 → 肝臓
8 →②心外膜は心筋を覆う	

3) 動脈系

(1) 動脈の体系

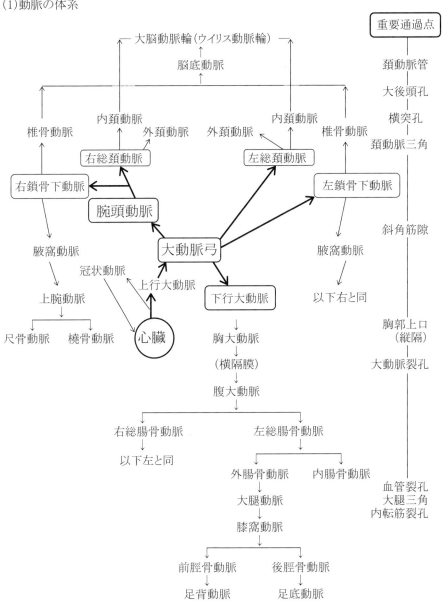

CHARGE

(2)主幹動脈の主な枝

上行大動脈の枝 ・左右の**冠状動脈**

大動脈弓の枝
・左総頸動脈 ┬ 右は腕頭動脈
・左鎖骨下動脈 ┘ を経由する
・腕頭動脈

＊総頸動脈の枝

＊外頸動脈の枝
・上甲状腺動脈（最初分枝）
・舌動脈
・顔面動脈
・浅側頭動脈
・顎動脈→中硬膜動脈、
　　　　頬動脈などを分枝

＊内頸動脈の枝
・眼動脈
・前大脳動脈
・中大脳動脈

＊鎖骨下動脈の枝
・**左椎骨動脈** ─→脳底動脈→ **後大脳動脈**
・**右椎骨動脈** ┘
・内胸動脈

・**大脳動脈輪**
（ウイリスの動脈輪）

＊構成 ・**前大脳動脈**
　　　 ・**中大脳動脈**
　　　 ・**後大脳動脈**
　　　 ・前交通動脈
　　　 ・**後交通動脈**

＊下行大動脈＝胸大動脈＋腹大動脈

＊胸大動脈の枝
・肋間動脈
・気管支動脈
・食道動脈

＊腹大動脈の枝
・腰動脈　　・**腹腔動脈** ┬ ・**総肝動脈**
・**腎動脈**　　　　　　　 └ ・**脾動脈**、左胃動脈
・男→**精巣動脈**　・**上腸間膜動脈**
・女→**卵巣動脈**　・**下腸間膜動脈**

＊内腸骨動脈の枝
・臍動脈、**子宮動脈**、**内陰部動脈**、**閉鎖動脈**、上殿動脈、下殿動脈 etc.

＊外腸骨動脈の枝→**下腹壁動脈**を分枝する

CHARGE

(3)動脈各論

①大動脈

大動脈	・左心室→横隔膜大動脈裂孔→第4腰椎の高さまで	
上行大動脈	・左心室→腕頭動脈を分枝するまで	
大動脈弓	・上行大動脈の上端から第4胸椎の高さまで、弓状	
下行大動脈	・胸大動脈→大動脈裂孔→腹大動脈　・脊柱左を下行 ・第4腰椎の高さで左右の総腸骨動脈に分枝するまで	

②頭頚部の動脈

総頚動脈	・右は腕頭動脈から、左は動脈弓から直接分れる ・甲状軟骨上縁の高さで外頚動脈と内頚動脈に分枝 ・下半部は胸鎖乳突筋に覆われる ・上半部は頚動脈三角中にあり拍動を触れる	
頚動脈三角	・胸鎖乳突筋、顎二腹筋、肩甲舌骨筋	
内頚動脈	・脳、眼球、眼窩などに分布	
眼動脈	・網膜中心動脈へ	
前大脳動脈	・大脳動脈輪を構成	
中大脳動脈	・大脳動脈輪を構成　・レンズ核線条体動脈を分枝する ・深部で内包に分布する	
外頚動脈	・顔面、前頚部、頭蓋壁などへ分布	
浅側頭動脈	・側頭部へ分布、終枝の1つ　・側頭部で拍動を触れる	
顔面動脈	・口蓋、喉頭、口唇、眼の周囲などへ分布 ・下顎の下縁で拍動を触れる	
顎動脈	・耳、上/下顎骨、歯、オトガイ部などへ分布　・終枝の1つ	
舌動脈	・舌部へ分布	
上甲状腺動脈	・甲状腺を養う	
椎骨動脈	・鎖骨下動脈の枝　・大後頭孔を通る ・深頚部、脳などへ分布（脳底動脈）	

CHARGE

③胸腹部の動脈

下行大動脈	・胸大動脈→横隔膜→腹大動脈. 脊柱の左を下行	
胸大動脈	・横隔膜の上　　　　＊側壁枝(肋間動脈)が大きい	
肋間動脈	・胸壁3〜11肋間に分布　＊側壁枝	
気管支動脈	・気管支、肺に分布　・肺の栄養血管	
食道動脈	・食道に分布	
腹大動脈	・横隔膜の下　　　　　＊臓側枝が発達している	
腰動脈	・有対性、4対　・腰筋、腹筋に分布　＊壁側枝	
腎動脈	・有対性、1対　・腎門にいたる　　＊以下は臓側枝	
男→精巣動脈	・有対性、1対　・精巣を栄養する	
女→卵巣動脈	・有対性、1対　・卵巣、卵管を栄養する	
腹腔動脈	・無対性　・肝臓、胆嚢、脾臓、胃、膵臓、十二指腸	
上腸間膜動脈	・無対性　・膵臓、十二指腸、小腸、盲腸、上行/横行結腸	
下腸間膜動脈	・無対性　・腹大動脈の最も尾部で分枝	
	・下行結腸、S状結腸、直腸上半分	

④上肢の動脈

鎖骨下動脈	・肋鎖間隙を通る	
	・右→腕頭動脈の分岐部〜斜角筋隙〜第1肋骨外側縁	
	・左→大動脈弓の分岐部〜斜角筋隙〜第1肋骨外側縁	
斜角筋隙	・第1肋骨、前斜角筋、中斜角筋	
椎骨動脈	・第6〜1頚椎の横突起を上行、大後頭孔を通過	
	・頭蓋内で左右の椎骨動脈は合流して脳底動脈になる	
内胸動脈	・胸骨外側縁を下って肋間動脈と吻合	
甲状頚動脈	・頚部、肩甲骨周囲、甲状腺などへ分布	
腋窩動脈	・第1肋骨外側縁〜小胸筋の下〜大胸筋の下縁	
上腕動脈	・正中神経と伴行、肘窩の下で橈骨動脈と尺骨動脈に分枝	
	・上腕二頭筋の内側縁(内側二頭筋溝)を通る	
上腕深動脈	・橈骨神経と共に上腕の後面にある橈骨神経溝を下行	
橈骨動脈	・前腕橈側を下行し、手根部で尺骨動脈と吻合する	
	・手関節の母指側で拍動を触れる	
尺骨動脈	・前腕尺側を尺骨神経と伴行し、手根部で橈骨動脈と吻合	
	・尺骨神経幹(ギヨン管)を通って、手内に入る	
	・橈骨動脈の枝と吻合し、浅掌動脈弓と深掌動脈弓を形成	

CHARGE

⑤下肢、骨盤の動脈

総腸骨動脈	・腹大動脈が左右に分岐〜内腸骨/外腸骨動脈に分岐	
内腸骨動脈	・骨盤壁、臀部に分布　・**骨盤内臓器を栄養する** ・臓側枝→臍動脈、上下膀胱動脈、**子宮動脈**、中直腸動脈 ・壁側枝→腸腰動脈、内陰部動脈 ・下肢に向かう枝→閉鎖動脈、上殿動脈、下殿動脈 ・臍動脈索がある(胎児循環に関係)	
閉鎖動脈	・閉鎖神経と共に閉鎖孔を通る	
上殿動脈	・**梨状筋上孔を通る**	
下殿動脈	・梨状筋下孔を通る	
外腸骨動脈	・内外腸骨動脈の分岐部〜鼡径靭帯の血管裂孔 ・**鼡径靭帯の下をくぐって大腿前面に出て、** 　大腿動脈となり、**下肢へ分布**する動脈の本幹となる	
大腿動脈	・血管裂孔〜内転筋管〜内転筋裂孔 ・**内側大腿回旋動脈**、外側大腿回旋動脈を分枝する ・内側大腿回旋動脈は**大腿骨頭に沿う** ・**大腿三角部を通り、その部位で拍動を触れる**	
大腿三角	・鼡径靭帯、縫工筋、長内転筋	
膝窩動脈	・内転筋裂孔〜前/後脛骨動脈に分枝　・拍動を触れる	
前脛骨動脈	・骨間膜を貫き下腿前面に分布	
後脛骨動脈	・下腿後面を脛骨神経と伴行し、周囲の筋、足趾に分布 ・**足底動脈弓を形成する**　・内果の後方で**拍動を触れる**	
腓骨動脈	・後脛骨動脈から分枝し、腓骨後面を下行	
足背動脈	・**前脛骨動脈の延長** ・**深腓骨神経と伴行する** ・**長母趾伸筋腱、長趾伸筋腱の間で拍動を触れる**	

CHECK

*	1	腹腔動脈の枝でないのはどれか？　左胃動脈、脾動脈、空腸動脈、総肝動脈
	2	内腸骨動脈の枝でないのは？　上殿動脈、内陰部動脈、閉鎖動脈、卵巣動脈、臍動脈
	3	脳に分布する動脈はどれ？　顔面動脈、顎動脈、浅側頭動脈、椎骨動脈、眼動脈
	4	動脈について正しい記述はどれか？　①内胸動脈は腋窩動脈から起こる ②左鎖骨下動脈は腕頭動脈から起こる　③総頸動脈は斜角筋隙を通る ④右総頸動脈は大動脈弓から起こる　⑤椎骨動脈は鎖骨下動脈から起こる
	5	内包に分布する動脈は何か？
	6	動脈とその分布との組合せで正しいのはどれか？　①閉鎖動脈-大腰筋 ②上殿動脈-中殿筋　③下殿動脈-小殿筋　④大腿動脈-大殿筋
*	7	内頸動脈の枝はどれか？　顔面動脈、顎動脈、眼動脈、舌動脈、椎骨動脈
	8	骨盤内臓器を栄養する動脈は何か？
*	9	足底動脈となって、足底の大部分に血液を送る動脈は何か？
	10	胸腹部の動脈で正しいのはどれか？　①気管支動脈は上行大動脈から分枝する ②腹腔動脈は回腸に分布する　③上腸間膜動脈は大動脈から分枝し脾臓に分布する ④上腸間膜動脈は直腸に分布する　⑤卵巣動脈は腹大動脈から分枝する
	11	腹大動脈から起こる枝について正しいのはどれか？　①腹腔動脈は脾臓を養う ②腎動脈は第4腰椎の高さで起こる　③精巣動脈は鼠径靭帯の深層を通る ④下腸間膜動脈は回腸を養う　⑤下腸間膜動脈は十二指腸を栄養する
	12	動脈と走行部位の組み合わせで正しいのは？　①大腿動脈－鼠径靭帯の上 ②前脛骨動脈－足根管　③膝下動脈－総腓骨神経と伴走　④橈骨動脈－手根管 ⑤尺骨動脈－ギヨン管　⑥上腕動脈－外側二頭筋溝　⑦肩甲回旋動脈－外側腋窩隙
	13	大腿動脈の枝はどれか？　内側大腿回旋動脈、下腹壁動脈、下殿動脈、閉鎖動脈
	14	顎動脈の枝はどれか？　中硬膜動脈、顔面動脈、後頭動脈、舌動脈、
	15	正しいのはどれか？　①橈骨動脈は手根管を通る　②腋窩動脈は外側腋窩隙を通る ③上腕動脈は内側上腕二頭筋溝を通る　④尺骨動脈は上腕骨内側上顆の後ろを通る
	16	下肢の動脈と伴行する神経の組合せで正しいのはどれか？　①大腿動脈－閉鎖神経 ②膝窩動脈－伏在神経　③腓骨動脈－脛骨神経　④足背動脈－深腓骨神経

1 → 空腸動脈、は上腸間膜～	9 → 後脛骨動脈
2 → 卵巣動脈:腹大動脈の枝	10 →⑤卵巣動脈は～
3 → 椎骨動脈	11 →①腹腔動脈は脾臓を養う
4 → ⑤椎骨動脈は鎖骨下～	12 →⑤尺骨動脈－ギヨン管
5 → 中大脳動脈	13 → 内側大腿回旋動脈
6 →②上殿動脈-中殿筋	14 → 中硬膜動脈
7 → 眼動脈	15 →③上腕動脈は～
8 → 内腸骨動脈	16 →④足背動脈-深腓骨神経

CHECK

*	1	外頸動脈の枝でないのはどれか？ 舌動脈、眼動脈、顔面動脈、椎骨動脈、浅側頭動脈、顎動脈
*	2	大脳動脈輪を構成しないのはどれか？ 前大脳動脈、中大脳動脈、後交通動脈、上小脳動脈、後大脳動脈
*	3	正しいのはどれか？　①内腸骨動脈は鼡径靭帯の下を通って大腿動脈になる ②大腿深動脈は内転筋管を通って膝窩動脈になる　③前脛骨動脈は伸筋支帯の下を 通って足背動脈になる　④上腕深動脈は肘窩より遠位で橈骨動脈になる
	4	腹大動脈から直接分岐しないのはどれか？ 腹腔動脈、総肝動脈、上腸間膜動脈、下腸間膜動脈、腎動脈
	5	外頸動脈の終止はどれか？　顔面動脈、上甲状腺動脈、舌動脈、顎動脈
*	6	腹大動脈から直接出る枝はどれか？　固有肝動脈、回結腸動脈、下腸間膜動脈、 左結腸動脈、中直腸動脈、子宮動脈、精巣動脈、上膀胱動脈
	7	卵巣動脈を分枝するのは何動脈か？
	8	外腸骨動脈の枝はどれ？　臍動脈索、閉鎖動脈、内陰部動脈、下殿動脈、下腹壁動脈
	9	胸大動脈の枝はどれか？　左鎖骨下動脈、肋間動脈、肺動脈、下横隔膜動脈、腋窩動脈
	10	外頸動脈の起始部から最初に分枝するのは何動脈か？
	11	走行部位で誤っているのは？　①大腿動脈は大腿三角を通る　②鎖骨下動脈は肋鎖 間隙を通る　③上腕深動脈は橈骨神経溝を通る　④上殿動脈は梨状筋下孔を通る
	12	内腸骨動脈の枝はどれか？　精巣動脈、下腹壁動脈、上直腸動脈、子宮動脈
	13	腹大動脈の臓側枝で、最も尾側で分枝する動脈は何か？
	14	斜角筋隙を通過する動脈は何か？
	15	走行部位で正しいのは？　①前脛骨動脈は足根管を通る　②尺骨動脈は手根管を通る ③内側大腿回旋動脈は大腿骨頸に沿う　④腋窩動脈は上腕骨外科頸に沿う
	16	大後頭孔を通るのはどれか？　内頸動脈、外頸動脈、椎骨動脈、鎖骨下動脈
	17	神経と伴走する動脈の組合せで正しいのはどれか？　①脛骨神経－前脛骨動脈 ②大腿神経－大腿深動脈　③橈骨神経－上腕深動脈　④腋窩神経－腋窩動脈
	18	レンズ核線条体動脈を分枝するのは何動脈か？
	19	腹腔動脈の支配領域はどれか？　回盲部、右結腸曲、膵島、腎臓、下行結腸
*	20	内頸動脈の枝はどれ？　舌動脈、顔面動脈、顎動脈、上甲状腺動脈、眼動脈

1 → 眼動脈と椎骨動脈	9 → 肋間動脈	17 →③橈骨動脈－上腕深動脈
2 → 上小脳動脈、構成せず	10 → 上甲状腺動脈	18 → 中大脳動脈
3 →③～足背動脈になる	11 →④：正「梨状筋上孔を通る」	19 → 膵島
4 → 総肝動脈（腹腔動脈）	12 → 子宮動脈	20 → 眼動脈
5 → 顎動脈	13 → 下腸間膜動脈	
6 → 下腸間膜動脈と精巣動脈	14 → 鎖骨下動脈	
7 → 腹大動脈（の臓側枝）	15 →③内側大腿回旋動脈～	
8 → 下腹壁動脈	16 → 椎骨動脈	

CHARGE

4) 静脈系

(1)静脈の一般

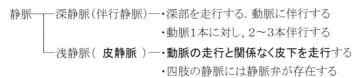

静脈——深静脈(伴行静脈)——・深部を走行する. 動脈に伴行する
        ・動脈1本に対し、2〜3本伴行する
  └浅静脈(皮静脈)—**・動脈の走行と関係なく皮下を走行する**
        ・四肢の静脈には静脈弁が存在する

 ＊特に四肢の深静脈は動脈と伴行し、動脈名と同名である.

(2)特殊な静脈系

 ①脳の静脈 ②奇静脈系 **③門脉**

(3)心臓へ向かう静脈

脳→内頚静脈→腕頭静脈→**上大静脈**→ 右心房 ←下大静脈←肝静脈←肝臓←門脈
鎖骨下静脈—↑ 奇静脈系—↑

＊心臓に戻る大静脈は、上大静脈と下大静脈の2本がある
＊腕頭静脈は左右ともある(腕頭動脈は右側のみ)
＊脳からは内頚静脈の1系統で戻る

  ☆動脈は3系統で送られる ①総頚動脈→内頚動脈→大脳動脈輪
          ②鎖骨下動脈→椎骨動脈→脳底動脈—┘
          ③総頚動脈→外頚動脈→頭皮(頭蓋骨の外側)

(4)上大静脈へ向かう静脈

            静脈角
深静脈—尺骨静脈→上腕静脈→腋窩静脈→鎖骨下静脈→▽腕頭静脈→上大静脈
 橈骨静脈—↑   **外頚静脈**—↑
皮静脈—尺側皮静脈—↑   **内頚静脈**—┘
 橈側皮静脈————————   奇静脈系—┘

腕頭静脈	・左と右が合流し、上大静脈となり右心房に注ぐ　＊**有対性** ・左腕頭静脈は水平に走り長く、**右は垂直に走り短い**	
内頚静脈	**・脳の血液を集め**、頚静脈孔を通る ・顔面部の静脈と合流して**鎖骨下静脈と合流**する	
外頚静脈	・頭、**頚部の血液を集め鎖骨下静脈と合流**する	
鎖骨下静脈	・上肢の血液を集め頚静脈と合流、腕頭静脈に	
静脈角	**・内頚静脈と鎖骨下静脈が合流**する部分	
奇静脈系	・上大静脈に注ぐ.　奇静脈、半奇静脈などがある	

CHARGE

(5)奇静脈系(胸部の静脈)

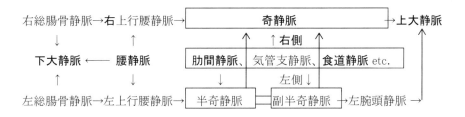

(6)門脈系(肝門脈、腹部の静脈)

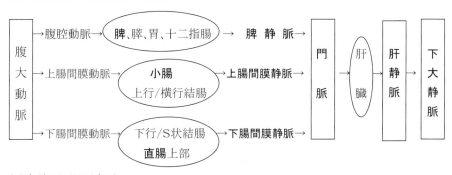

(7)奇静脈、門脈各論

奇静脈系	・**上大静脈と下大静脈を結ぶ**側副路(バイパス)	
入る静脈	・肋間静脈、縦隔静脈、食道静脈、気管支静脈 etc.	
奇静脈	・大動脈裂孔を通過し、胸椎の右側を上行する	
	・第3胸椎の高さで**上大静脈に入る**	
半奇静脈	・大動脈裂孔を通過し、胸椎の左側を上行する	
	・第8〜9胸椎の高さで奇静脈に注ぐ	
副半奇静脈	・奇静脈に注ぐ位置より高位にある半奇静脈をいう	

門脈系	・腹腔内の消化管、脾臓、膵臓などの血液を集め、	
(**門脈循環**)	一本となって肝門から肝臓へ注ぐ	
流入静脈	・**脾静脈、上腸間膜静脈、下腸間膜静脈**	
側副路	①食道静脈→奇静脈系→上大静脈:食道静脈瘤	
	②**臍傍静脈**→胸腹壁の皮静脈→上/下大静脈:メズサの頭	
	③中/下**直腸静脈**→内腸骨静脈→**下大静脈**:痔	

CHARGE

(8) 下大静脈

内臓からの静脈(**肝静脈**、**腎静脈**、**副腎静脈**、精巣/卵巣静脈)→ 下大静脈

腓骨静脈 →
後脛骨静脈 → 膝窩静脈 → **大腿静脈** → 外腸骨静脈 → 総腸骨静脈 →
前脛骨静脈 →

骨盤/会陰部の静脈 → 内腸骨静脈 →

腰静脈 →

小伏在静脈(外側) →
大伏在静脈(内側) →
浅静脈(皮静脈)

	下大静脈	・横隔膜以下の下半身の静脈を集める ・第4〜5腰椎の高さで左右の総腸骨静脈が合流 ・横隔膜の大静脈孔を通り、右心房にいたる	
	内腸骨静脈	・骨盤部/会陰部の静脈を集める ＊外陰部静脈は**大腿静脈に注ぐ**	
	外腸骨静脈	・**下肢の静脈を集める**	
	小伏在静脈	・下腿後側を上行し、膝窩静脈に注ぐ	
	大伏在静脈	・**内果の前方を通り、下肢の内側を上行、伏在裂孔を得て 大腿静脈へ注ぐ**	
	腎静脈、他	・**左腎静脈は下行大動脈の前を通る**　　・腰静脈を受ける	
	精巣静脈	・**精索内で精巣動脈の周囲を取り巻く**	

(9) 胎児循環　　＊胎児は肺の呼吸、腸管での栄養吸収、腎におえる老廃物処理を母体(胎盤)に委ねているため、特殊な循環を行う

臍帯

胎児 ⇔ ・**臍静脈1本**　・**臍動脈2本** ⇔ 胎盤

	胎盤 　　絨毛＋基底脱落膜	・子宮粘膜に形成される ・胎児と母体の**血液の物質交換を行う場** ・母と児の**血液は直接に混じりあうことはない**	
	臍帯	・**臍静脈(1本)、臍動脈(2本)**を覆う膜	
	臍動脈⇒臍動脈索	・2本で、**静脈血**を循環する	
	経路	・胎児内腸骨動脈→臍動脈→(臍帯)→胎盤	
	臍静脈⇒肝円索	・1本で、動脈血を循環する	
	経路 ＊肝鎌状間膜を通る	・胎盤→(臍帯)→**臍静脈→静脈管**→胎児**下大静脈** 　　　　　　門脈↑　　＊肝臓は素通り	
	動脈管⇒動脈管索	・肺動脈と**大動脈弓**を結ぶ＝ボタロー管	
	静脈管⇒静脈管索	・臍静脈と下大静脈を結ぶ＝アランチウス管	
	卵円孔⇒卵円窩	・心房中隔に存在する　・**右心房→左心房**	

CHARGE

2.リンパ系

	リンパ系	・リンパ管、リンパ節、リンパ小節(ex.パイエル板、扁桃) ・**脾臓、胸腺**	

1)リンパ

(1)リンパ循環

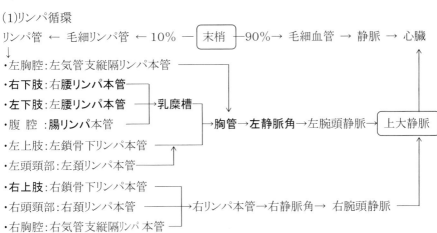

リンパ管 ← 毛細リンパ管 ← 10% ─ 末梢 ─90%→ 毛細血管 → 静脈 → 心臓
↓
・左胸腔:左気管支縦隔リンパ本管 ─
・**右下肢**:**右腰リンパ本管** ─
・**左下肢**:**左腰リンパ本管** →乳糜槽
・腹 腔:腸リンパ本管 ─ →**胸管→左静脈角**→左腕頭静脈→ 上大静脈
・左上肢:左鎖骨下リンパ本管 ─
・左頭頸部:左頚リンパ本管─
・**右上肢**:右鎖骨下リンパ本管 ─
・右頭頸部:右頚リンパ本管 →右リンパ本管→右静脈角→ 右腕頭静脈
・右胸腔:右気管支縦隔リンパ本管─

(2)リンパ管、リンパ節

	リンパ液	・間質液がリンパ管に流入したもの	
	リンパ系の構成	・毛細リンパ管、リンパ管、リンパ節、リンパ節器官	
	リンパ管の走行	・静脈に沿って走行し、**弁が発達している**	
	胸管(リンパ本管)	・**左上半身＋下半身のリンパを集め左静脈角に注ぐ**	
	左静脈角	・**左内頚静脈と左鎖骨下静脈が合流する**	
	右リンパ本管	・**右上半身のみのリンパを集める**	
	リンパ節	・リンパ洞とリンパ小節よりなる	
	リンパ洞	・細網組織により、細菌や異物の食作用を行う	
	リンパ小節	・リンパ球を増生する. 免疫抗体産生の場	
	腋窩リンパ節	・胸壁の皮下、**聴診三角**部、**乳房**などのリンパが注ぐ	
	鼠径リンパ	・**下肢のリンパ**などが注ぐ	
	リンパ門	・**輸出リンパ管が出る**. 血管も出入りする	

	扁桃 (リンパ節の集団)	・**ワルダイエルの咽頭輪** →咽頭扁桃、耳管扁桃、口蓋扁桃、**舌扁桃が構成**	

2) 脾臓

位置	・腹腔の左上方、胃の左後方　　　・横隔膜に接する	
形状	・卵円形、長径≒10cm　　　・最大のリンパ組織塊	
機能	・リンパ球の産生(細菌/異物の処理)　　・血液の貯蔵	
	・古い赤血球の破壊(胎生期には赤血球を産生)	
構造	・被膜、実質(赤脾髄、白脾髄)＝細網組織	
赤脾髄	・赤血球の貯蔵、破壊. 異物/細菌の処理	
脾洞	・赤血球が通過する特殊な毛細血管　・血液で満たされる	
白脾髄	・リンパ小節よりなり、リンパ球を産生	
脾門	・脾動脈、脾静脈、神経が出入りする	

3) 胸腺

位置	・胸骨の後ろ、心臓の前上方に位置する(縦隔内)	
形状	・木の葉様で、左右一対	
機能	・Tリンパ球の教育機関といわれ、免疫機能に重要	
	・小児で発達、思春期後に退縮、老人で脂肪組織	
構造	・皮質(リンパ球が密集)と髄質・・・細網組織より成る	
	・リンパ管の直接出入はない	

4) 血液と血球

人の血液量	・体重の1/13(7%)	
血球 (細胞)	・赤血球、白血球、血小板	
血漿 (液性成分)	・アルブミン、グロブリン、フィブリノーゲン、ミネラル	
	・栄養素、老廃物など　・血液成分の55%で容積最大	
赤血球 形状	・円板状、直径≒7μ	
数	・男≒500万/mm^3、女≒450万/mm^3	
特徴	・無核　・血色素(ヘモグロビン)を含む	
白血球 数	・約8,000/mm^3	
種類	・顆粒球＝好中球、好酸球、好塩基球	
	・無顆粒球＝リンパ球、単球(大食細胞へ分化)	
好中球	・白血球の60～70%　・3～5の分葉核　・食作用あり	
リンパ球	・白血球の20～30%　・大きさは白血球中で最小	
単球	・白血球の6～8%　・核は腎臓型で分葉はない	
血小板 数	・15～40万/mm^3	
特徴	・無核　・止血作用あり	

CHECK

*	1	胸管が血管に連結する部位は何と何の合流部か？
*	2	腰リンパ本幹と腸リンパ本幹の合流部にある袋状のふくらみを何というか？
*	3	胸管が通過する横隔膜の孔は何か？
	4	下腿と大腿の内側部から血液を集め、大腿静脈に注ぐ静脈は何か？
	5	上大静脈に直接注ぐ静脈はどれか？　門脈、奇静脈、肝静脈、肺静脈、外頸静脈
	6	脳の静脈血の大部分が流入する静脈は何か？
	7	リンパ系に属さないのはどれか？　脾臓、胸管、胸腺、甲状腺、扁桃
	8	動脈に伴行しない静脈はどれか？　内頸静脈、上腕静脈、大伏在静脈、膝窩静脈
	9	リンパ系で正しい記述はどれか？　①胸管は多数の弁をもつ　②胸管は右の静脈角に注ぐ　③乳糜槽は大動脈の前方にある　④輸入リンパ管はリンパ節の門から入る
	10	下大静脈に注ぐ静脈はどれか？　脾静脈、奇静脈、食道静脈、肝静脈、腰静脈
	11	皮静脈の走行について正しい記述はどれか？　①尺側皮静脈は鎖骨胸筋三角を通る　②橈側皮静脈は上腕二頭筋の内側を通る　③大伏在静脈は内果の前方を通る　④小伏在静脈は外果の前方を通る　⑤半奇静脈は胸椎の右側を上行する
	12	下行大動脈の前を通るのはどれか？　左腎静脈、左精巣静脈、下腸間膜静脈、左上行腰静脈
	13	静脈で正しいのはどれか？　①腎静脈は門脈に注ぐ　②肋間静脈は奇静脈に注ぐ　③下大静脈は正中線より左にある　④左腕頭静脈は腕頭動脈の後ろを横切る
	14	胎児循環で肝鎌状間膜内を通る血管は何か？
	15	門脈－体循環吻合に関与するのはどれか？　肝静脈、腎静脈、臍傍静脈、上行腰静脈
	16	胸管について正しいのはどれか？　①大静脈孔を通過する　②乳び槽から続く　③右上半身のリンパが集まる　④右静脈角に注ぐ

1 → 左鎖骨下/左内頸静脈	9 →①胸管は多数の弁をもつ	
2 → 乳糜槽	10 → 肝静脈	
3 → 大動脈裂孔	11 →③大伏在静脈は～を通る	
4 → 大伏在静脈	12 → 左腎静脈	
5 → 奇静脈	13 → ②肋間静脈は奇静脈～	
6 → 内頸静脈	14 → 臍静脈	
7 → 甲状腺、は属さない	15 → 臍傍静脈	
8 → 大伏在静脈（皮静脈）	16 →②乳び槽から続く	

CHECK

	1	肝臓をバイパスし胎児の臍静脈を下大静脈に導く器官は何か？
*	2	胸管（乳糜槽）が通過する横隔膜の部位（孔）は何か？
	3	人体において、胸管はどの部位のリンパを集めるか？
*	4	門脈の形成に関与しないのは？　奇静脈、脾静脈、上腸間膜静脈、下腸間膜静脈
	5	胎児の血液循環で誤っているのはどれか？　①臍静脈は生後は索状結合組織になる ②臍動脈は2本である　③動脈管は肺動脈と上行大動脈を結ぶ ④静脈管は門脈と下大静脈を結ぶ　⑤卵円孔は心房中隔にある
	6	門脈系で下大静脈との側副循環路となるのはどれか？ 食道静脈叢、膀胱静脈叢、前立腺静脈叢、子宮静脈叢、直腸静脈叢
	7	静脈とそれが注ぐ静脈との組合せで正しいのはどれか？　①精巣静脈－内腸骨静脈 ②奇静脈－腕頭静脈　③内頸静脈－上大静脈　④上腸間膜静脈－門脈
	8	リンパ系について正しい記述はどれか？　①脾臓は腹膜後器官の一つである ②集合リンパ小節は空腸で発達する　③舌扁桃はワルダイエルの咽頭輪を構成する ④胸腺はBリンパ球を産生する　⑤脾臓は古い赤血球を破壊し血小板を産生する
	9	下大静脈に直接注がないのはどれか？　肝静脈、腎静脈、脾静脈、腰静脈
	10	静脈と開口部の組合せで正しいのはどれか？　①海綿静脈洞－外頚静脈 ②食道静脈－奇静脈　③橈側皮静脈－上腕静脈　④門脈－下大静脈
	11	腋窩リンパ節に還流する領域はどれか？　顎下三角、筋三角、後頚三角、聴診三角
	12	静脈について正しいのはどれか？　①奇静脈は腋窩静脈に注ぐ　②橈側皮静脈は 上腕静脈に注ぐ　③内胸静脈は上大静脈に注ぐ　④外陰部静脈は大腿静脈に注ぐ
*	13	胸管が注ぐ部位はどこか？
*	14	正常な血液1mm³中で、最も数が多い白血球は何か？
	15	酸素濃度が高い血液が流れるのはどれ？　肺動脈、肺静脈、上大静脈、下大静脈
	16	正しいのはどれか？　①奇静脈は下大静脈へ注ぐ ②冠状静脈洞は左心房へ注ぐ　③肝静脈は門脈へ注ぐ　④胸管は左静脈角へ注ぐ
*	17	門脈に流入するのは？　腎静脈、腰静脈、脾静脈、肝静脈、精巣静脈
	18	胎児期の血液循環に関係しないのはどれか？　卵円窩、室間孔、動脈管、肝円索

1 → 静脈管	9 → 脾静脈（門脈に注ぐ）	17 → 脾静脈
2 → 大動脈裂孔	10 →②食道静脈－奇静脈	18 → 室間孔、は関係しない
3 → 右上半身を除く全身	11 → 聴診三角	
4 → 奇静脈、は関与しない	12 →④外陰部静脈は～	
5 →③:正「肺～と大動脈弓」	13 → 左静脈角	※・聴診三角
6 → 直腸静脈叢	14 → 好中球	→僧帽筋（外側）、肩甲骨
7 →④上腸間膜静脈－門脈	15 → 肺静脈	（内側）、広背筋（上縁）で
8 →③舌扁桃～咽頭輪を構成	16 →④胸管～左静脈角～	構成される

CHECK

1	正しいのは？　①脾臓にはハッサル小体がある　②脾臓のリンパ小節を赤脾髄という ③胸腺は加齢に伴い脂肪組織になる　④集合リンパ小節（パイエル板）は結腸にある	
*　2	門脈に注ぐ静脈はどれか？　子宮静脈、腎静脈、副腎静脈、脾静脈、奇静脈	
3	リンパ液が流れないのはどれか？　胸管、乳糜槽、左静脈角、奇静脈、右静脈角	
4	皮静脈はどれか？　内頸静脈、腋窩静脈、膝窩静脈、大伏在静脈、大腿静脈	
5	リンパの流れで正しいのはどれか？　①両側上肢→右リンパ本管 ②両側下肢→乳糜層　③乳糜槽→右リンパ本管　④胸管→右の静脈角	
6	静脈血の流入経路の組合せで正しいのはどれか？　①卵巣静脈−内腸骨静脈 ②食道静脈−奇静脈　③腎静脈−門脈　④脾静脈−下大静脈　⑤肝静脈−上大静脈	
7	正しいのはどれか？　①中動脈同士の交通を側副血行路という　②吻合枝を有す動脈 を終動脈という　③冠状動脈は機能的終動脈である　④硬膜静脈洞は伴行静脈である	
8	奇静脈が注ぐ静脈は何静脈か？	
9	静脈で正しいのはどれか？　①皮静脈は表皮と真皮との間を走行する ②大伏在静脈は膝窩静脈へ流入する　③腕頭静脈は右のみに存在する ④右肋間静脈は奇静脈へ流入する　⑤精巣静脈は左右ともに下大静脈へ流入する	
10	脾臓で誤っているのはどれか？　①腹腔の左上部にある　②横隔膜と接する ③脾動脈は脾門から入る　④腹膜後器官である　⑤リンパ小節が存在する	
11	動脈血を含むのはどれか？　下垂体門脈、冠状静脈洞、奇静脈、肺静脈	
12	閉塞により梗塞をきたすのはどれか？　動脈叢、動静脈吻合、伴行静脈、終動脈	
13	静脈血が下大静脈に直接流入するのはどれか？　胃、膵臓、脾臓、肝臓、胆嚢	
14	左静脈角に流入するのはどれか？　胸管、門脈、奇静脈、大伏在静脈	
15	胎児循環において肺動脈と大動脈とを短絡するのは何か？	
16	有対性なのはどれか？　上矢状静脈洞、腕頭静脈、奇静脈、門脈	
17	正しいのはどれか？　①精巣動脈は腎動脈から分枝する　②精巣静脈は精索内で 精巣動脈の周囲を取り巻く　③卵巣動脈は外腸骨動脈から分枝する　④卵巣静脈は 左右ともに腎静脈に流入する	

1 →③〜脂肪組織になる	9 →④右肋間静脈は〜	17 →②精巣静脈は〜
2 → 脾静脈	10 →④：腹膜との関連はない	
3 → 奇静脈、は流れない	11 → 肺静脈	
4 → 大伏在静脈	12 → 終動脈	
5 →②両側下肢→乳糜槽	13 → 肝臓	
6 →②食道静脈−奇静脈	14 → 胸管	
7 →③冠状動脈〜終動脈〜	15 → 動脈管（ボタロー管）	
8 → 上大静脈	16 → 腕頭静脈	

CHARGE

第5章 内臓系

1.内臓の一般構造

(1)構造的分類

(1)構造的分類	中 腔 性 臓 器	実質性臓器
消化器系	口腔、咽頭、食道、胃、小腸、大腸、胆嚢	耳下腺、肝臓、膵臓
呼吸器系	鼻腔、咽頭、喉頭、気管、気管支	肺
泌尿器系	尿管、膀胱、尿道	腎臓
生殖器系	精管、射精管、卵管、膣	精巣、卵巣
内分泌系		下垂体、甲状腺

(2)共通構造

(2)共通構造	内膜 粘膜層	・粘膜上皮 ・粘膜固有層 ・粘膜筋板 ・粘膜下組織 　粘膜下神経叢＝マイスネル神経叢	・皮膜で覆われる ・支質により葉に 　分けられる ・「門」を血管、神経 　その他の管が通る
	中膜 筋層	・平滑筋 ・内輪走筋、外縦走筋 ・筋層間神経叢＝アウエルバッハ神経叢	
	外膜	・疎性結合組織	
	漿膜	・単層扁平上皮＝腹膜、胸膜、心膜	

2.消化器系

＊構成・・・消化管と消化腺からなる

口腔	・唾液腺	・大唾液腺［耳下腺、顎下腺、舌下腺］ ・小唾液腺	
咽頭			
食道			
胃			
小腸	・十二指腸	←肝臓、胆嚢、膵臓	
	・空腸		
	・回腸		
大腸	・盲腸		
	・結腸	上行結腸→横行結腸→下行結腸→S状結腸	
	・直腸		

CHARGE

1) 口腔

口腔前庭	・歯列の前、**耳下腺**乳頭が開口	
固有口腔	・歯列(歯肉)の内側　　・天井＝口蓋、床＝口底	
口蓋	・前2/3→**硬口蓋**(上顎骨、口蓋骨)	
	・後1/3→**軟口蓋**(口蓋筋)　・**口腔と鼻腔を分ける**	
口底	・舌下小丘→大舌下腺と顎下腺が開口	
	・舌下ヒダ→小舌下腺が開口	
口腔粘膜	**・重層扁平上皮**	

(1)歯

種類	切歯	犬歯	小臼歯	大臼歯	計	
乳歯	8	4	乳臼歯8	0	20	
永久歯	8	4	8	12	32	

象牙質	・歯の主体. 特殊な骨組織	
エナメル質	・歯冠の表層で象牙質を覆う　**・最も硬い**	
セメント質	**・歯根部**で象牙質を覆い、**歯根膜を介し歯槽骨と結合する**	
歯髄	・歯の中心部で血管と神経に富む結合組織	
感覚神経	・三叉神経(上顎歯→上顎神経、**下顎歯→下顎神経**)	

(2)舌・・・咀嚼/嚥下/発声/味覚に関与

舌の実質	・横紋筋の筋肉塊	
舌乳頭	**・有郭乳頭(分界溝の前に1列に並ぶ)**、	
	葉状乳頭、**糸状乳頭(上皮角化)**、茸状乳頭	
分界溝	・舌体(前)と舌根(後1/3)を分ける	

支配神経		前2/3	後1/3	
感覚神経	味覚	Ⅶ. 顔面神経	Ⅸ. 舌咽神経	
	一般感覚	Ⅴ. 三叉神経	Ⅸ. 舌咽神経	
運動神経		Ⅻ.**舌下神経**		

(3)唾液腺

小唾液腺	・口唇腺、舌腺、頬腺、口蓋腺 etc.	
大唾液腺	・耳下腺、顎下腺、舌下腺	
耳下腺	・漿液腺、耳下腺乳頭(**口腔前庭**)に開口　　舌咽神経支配	
顎下腺	・混合腺、**舌下小丘**に開口　　　　**顔面神経**支配	
舌下腺	・混合腺、**舌下小丘**に開口　　　　顔面神経支配	

CHARGE

2) 咽頭・・・消化器系、呼吸器系が交差する共通路である

位置	・頭蓋底の下〜第6頸椎で、**脊柱の直前に位置する** ・上は鼻腔と口腔、下は喉頭と食道 ・**第6頸椎の高さで食道に移行する**	
区分	・鼻部(上咽頭)、口部(中咽頭)、喉頭部(下咽頭)	
鼻部　(上部)	・**後鼻孔で鼻腔と交通する** ・**耳管が開口**⇔中耳(鼓室)	
口部　(中部)	・口峡で口腔と交通　　・ワルダイエルのリンパ咽頭輪	
喉頭部(下部)	・喉頭と食道に分れる⇒**咽頭交叉** ・喉頭蓋軟骨(**弾性軟骨**)	
上皮	・重層扁平上皮	
扁桃	・**リンパ小節**が集合している. ・免疫抗体を作る場	
ワルダイエル 　の咽頭輪	・口蓋扁桃－口蓋垂の両側 ・**舌扁桃　－舌根部の両側(分界溝の後方)** ・耳管扁桃－耳管開口部の両側 ・**咽頭扁桃－咽頭上部の中央一ヶ所**	
咽頭筋	・**横紋筋**　　・嚥下運動に関与する	

3) 食道

位置	・**第6頸椎の高さ**(咽頭移行部)〜第11胸椎の高さ(**胃噴門**) ・**気管の後ろ、やや左を下る**　・長さ≒25cm ・**大動脈の前で横隔膜(食道裂孔)を貫く** ・通常は前後に圧平された管状気管　・飲食時のみ拡張	
区分	・頸部食道(約10cm)→第6頸椎〜胸骨上縁 ・胸部食道(約12cm)→胸骨上縁〜横隔膜貫通部 ・腹部食道(約 2cm)→横隔膜貫通部〜噴門	
構造	・粘膜層、筋層、外膜　　＊食道は漿膜に覆われない	
粘膜層	・**重層扁平上皮**	
筋層	・上部1/3＝横紋筋、下部2/3＝平滑筋	
生理的狭窄部 　3ヶ所	・食道起始部(輪状軟骨狭窄部)→**第6頸椎の高さ** ・気管分岐部(大動脈狭窄部)→第4〜5胸椎の高さ ・横隔膜貫通部(横隔膜狭窄部)→第10胸椎の高さ	

4) 胃

位置	・第11胸椎の前左(噴門)〜**第1腰椎の前右(幽門)**	
区分	・噴門、胃底、胃体(小弯、大弯)、幽門	
噴門部	・**食道からの移行部、胃の入り口**	
胃底	・**噴門部の左、大きく上にふくれ、横隔膜の直下に隣接**	
胃体	・胃の大部分	
大弯	・胃の下縁、**大網が垂れ下がる**	
小弯	・胃の上縁、小網が連なる　　・右胃動脈が走る	
角切痕	・**小弯にある胃体と幽門部の境界＝胃角**	
幽門部	・**十二指腸への移行部**	
	・**胃の出口**　・**幽門括約筋(平滑筋)がある**	

構造	・粘膜層(粘膜上皮＋粘膜固有層)、筋層、漿膜	
粘膜上皮	・単層円柱上皮	
粘膜固有層	・胃腺がある. 噴門腺、胃底腺、幽門腺	
噴門腺	・粘液線	
胃底腺	・固有胃腺→主細胞、壁細胞(旁細胞)、副細胞がある	
主細胞	・**ペプシノーゲン(→ペプシン)を分泌**	
壁細胞	・**塩酸(胃酸)を分泌**	
副細胞	・粘液(ムチン)を分泌	
幽門腺	・幽門部のみに分布　・粘液を分泌　・G細胞がある	
G細胞	・**ガストリンを分泌**	

粘膜下組織	・マイスナー神経叢が存在する.	
筋層	・**平滑筋の3層構造**　・内斜走筋、中輪走筋、外縦走筋	
幽門括約筋	・**輪走筋が幽門部で発達したもの**　・**胃の出口にある**	
筋層間神経叢	・**輪走筋と縦走筋の間にアウエルバッハ神経叢が存在**する	
漿膜(腹膜)	・腹膜の臓側葉　・**大網**(大弯)と小網(小弯)がつく	
大網	・胃結腸間膜　・胃と**横行結腸**の腹膜が連なったもの	
小網	・**肝胃間膜**　・肝臓と胃の腹膜が連なったもの	
栄養血管	・腹腔動脈	

CHECK

*	1	食道の上部は気管に対しどこに位置するか？ 前方、後方、左方、右方
	2	食道は横隔膜のどこを貫くか？
	3	食道の粘膜上皮は何上皮であるか？
	4	舌筋の運動を支配するのは何神経か？
	5	食道から胃への入り口を何と呼ぶか？
*	6	胃の主細胞が分泌するのは何か？
*	7	正しいのはどれか？ ①胃の出口に幽門弁がある ②胃体の上方の膨隆部を胃底という ③噴門には弁がある ④胃体部粘膜に輪状ヒダがある ⑤肝胃間膜は大弯から連なる
	8	胃について正しい記述はどれか？ ①上腸間膜動脈によって栄養される ②胃底は横隔膜の直下にある ③噴門には括約筋がある ④大網は小彎と肝臓の間にある
	9	乳歯の数は何本か？
	10	胃において、胃酸を分泌するのは何細胞か？
	11	消化管において、アウエルバッハ神経叢があるのはどの膜/層の間か？
	12	咽頭について正しいのはどれか？ ①咽頭筋は平滑筋である ②咽頭口部に耳管が開口する ③咽頭喉頭部に声帯がある ④第6頸椎の高さで食道に移行する
	13	食道について正しいのはどれか？ ①左心房の高さに生理的狭窄がみられる ②気管の前を通る ③第4頸椎の高さで始まる ④大動脈の前で横隔膜を貫く
	14	胃について正しいのはどれか？ ①最内層の筋は輪走筋である ②小弯は肝臓に接する ③噴門には括約筋がある ④大弯には大網が付着する
	15	舌扁桃があるのはどれか？ 舌尖部、舌根部、舌体の両側部、咽頭上部
	16	胃の角切痕がある部位はどれか？ 胃底部、小弯、大弯、噴門部
	17	誤っているのはどれか？ ①咽頭扁桃は咽頭下部にある ②咽頭筋は横紋筋からなる ③舌根は咽頭の前壁の一部である ④咽頭は脊柱の直前に位置する
	18	口腔粘膜上皮は何上皮に分類されるか？
*	19	舌扁桃は分界溝に対しどこにあるか？ 前方、後方、上方、下方

1 → 後方	9 → 20本	17 →①:正「咽頭上部にある」
2 → 食道裂孔	10 → 壁細胞	18 → 重層扁平上皮
3 → 重層扁平上皮	11 → 輪走筋層と縦走筋層の間	19 → 後方
4 → 舌下神経	12 →④第6頸椎の高さで〜	
5 → 噴門	13 →④大動脈の前で横隔膜〜	
6 → ペプシン(ペプシノゲン)	14 →④大弯には大網が付着〜	
7 →②〜膨隆部を胃底〜	15 → 舌根部	
8 →②胃底は横隔膜の〜	16 → 小弯	

CHECK

1	舌の分界溝の前に一列に並ぶのは？ 糸状乳頭、茸状乳頭、有郭乳頭、葉状乳頭	
2	胃のガストリン分泌細胞は噴門に分布する??	
3	胃の幽門は第11胸椎の高さにある??	
*4	唾液腺について誤っているのはどれか？ ①顎下腺の分泌には舌咽神経が関与する	
	②顎下腺管は舌下小丘に開口する ③耳下腺は顔面神経に貫かれる	
	④耳下腺管は口腔前庭に開口する ⑤舌下腺管は口腔底に開口する	
5	固有口腔に存在するのはどれか？ 口唇、耳下腺、歯肉、舌骨	
6	左右両側に分れていない扁桃はどれ？ 咽頭扁桃、口蓋扁桃、舌扁桃、耳管扁桃	
7	食道は気管の前方にある??	
8	食道の生理的狭窄部は2ヶ所である??	
*9	食道上部の筋層はどのような筋からなるか？	
10	食道が咽頭から続く高さ(咽頭移行部)の基準となる人体の部分は何か？	
11	食道の粘膜は内腔へ向かって輪状ヒダをつくる??	
12	食道は気管の後ろを下がり、胃の幽門へ続く??	
13	括約筋が存在するのはどれか？ 噴門、幽門、十二指腸空腸曲、回盲部	
*14	歯根膜と接しているのはどれか？ 象牙質、セメント質、エナメル質、歯髄	
15	塩酸を分泌する細胞はどれか？ 表層粘膜細胞、傍細胞(壁細胞)、主細胞、副細胞	
16	外分泌腺と開口部位との組合せで正しいのはどれか？ ①口唇腺－固有口腔	
	②舌腺－舌盲孔 ③顎下腺－舌下小丘 ④耳下腺－口腔底 ⑤頬腺－口腔前庭	
17	小弯側にあるのはどれか？ 短胃動脈、右胃動脈、右胃大網動脈、左胃大網動脈	
18	小網を構成する間膜を何というか？	
19	漿膜に覆われないのはどれか？ 食道、胃、空腸、回腸、結腸	
20	永久歯(智歯を含む)の総数は何本か？	

1 → 有郭乳頭	9 → 横紋筋	17 → 右胃動脈
2 →×、〜幽門腺開口部に	10 → 第6頸椎	18 → 肝胃間膜
3 →×、第1腰椎の前右側	11 → ×、輪状ヒダはない	19 → 食道
4 →①:正「顔面神経が関与」	12 → ×、噴門へ続く	20 → 32本
5 → 歯肉	13 → 幽門	
6 → 咽頭扁桃	14 → セメント質	
7 →×、後方にある	15 → 傍細胞	
8 →×、3ヶ所である	16 →③顎下腺－舌下小丘	

CHARGE

5) 小腸

区分		・十二指腸→空腸→回腸＝約6〜7m	
	長さ比	・空腸：回腸＝2：3	
構造		・粘膜層、筋層、漿膜または外膜	
粘膜上皮		・単層円柱上皮	

(1)十二指腸

十二指腸		・無腸間膜小腸	
位置		・第1腰椎右前〜第2腰椎左　・膵頭をC字状に囲む	
		・長さ≒25cm	
区分		・腹膜後臓器（器官）で上部、下行部、上行部に区分	
	上部	・十二指腸球部→十二指腸潰瘍が好発	
	下行部	・大十二指腸乳頭（ファーター乳頭）＝総胆管と膵管が開口	
		・オッディーの括約筋（平滑筋）がある　　・胆汁が出る	
	上行部	・第2腰椎の高さで屈曲、その屈曲部⇒十二指腸空腸曲	
		・トライツ靭帯（十二指腸堤筋）がある⇒平滑筋を含む線維束	

(2)空腸と回腸

空腸、回腸	・腸間膜小腸	
粘膜層	・輪状ヒダが発達し、表面には腸絨毛が密生する	
	・絨毛の根本（絨毛と絨毛の間）に腸腺が開口する	
輪状ヒダ	・空腸で最も多い＞十二指腸下部＞回腸下部は殆ど無い	
腸絨毛	・小腸の全長にわたって存在	
孤立リンパ節	・回腸下部に多い	
パイエル板	・＝集合リンパ小節…粘膜固有層にあり、回腸下部に多い	
ブルンネル腺	・十二指腸腺…粘液を分泌	
リーバーキューン腺	・腸腺→マルターゼ、ラクターゼ、サッカラーゼ、エレプシン、リパーゼなどを分泌	
粘膜下神経叢	・マイスネル神経叢	
筋層	・内輪走筋、外縦走筋	
筋層間神経叢	・アウエルバッハ神経叢	
漿膜	・空腸、回腸は腹膜に覆われる	

82

CHARGE

6) 大腸

区分	・**盲腸**→（**虫垂**）→結腸→直腸　・全長≒1.6m	
特徴的構造	・**結腸ヒモ**、結腸膨起、腹膜垂	

(1)盲腸

長さ	・太く短い、5～6cm	
回盲弁 （バウヒン弁）	・**回腸と盲腸の移行部（回盲口）にあるヒダ** ・大腸の内容物の逆流を防ぐ	
虫垂	・リンパ小節が多く集合する．長さ≒7cm	

(2)結腸

区分	・**上行結腸（右側）**→横行結腸→**下行結腸（左側）**→S状結腸 ・**上行結腸と下行結腸は半腹膜内器官（≒腹膜後臓器（器官））** ・**横行結腸とS状結腸は間膜をもち、移動性がある**	
結腸曲	・**左結腸曲の位置は右結腸曲よりも**高い	
結腸膨起	・結腸外面からみられる不規則な膨隆	
結腸ヒモ	・3本の縦走するヒモ状構造	
腹膜垂	・腹膜に脂肪が付着したもの	
半月ヒダ	・結腸の内壁にみられる半月状のヒダ	
粘膜層	・単層円柱上皮　　・腸腺、孤立リンパ節、半月ヒダ	
筋層	・**内輪走筋、外縦走筋**	

(3)直腸

位置	・第3腰椎の高さで、**S状結腸に直角に**続く	
構造	・長さ≒20cm、外界への開口部は**肛門**※ ・**腹膜後臓器（器官）**	
上皮	・上部＝単層円柱上皮／下部＝重層扁平上皮	
筋層	・内輪走筋、外縦走筋	

※肛門・・・消化器系の出口

上皮	・重層扁平上皮	
括約筋	・内肛門括約筋、外肛門括約筋	
内肛門括約筋	・平滑筋　　・不随意（反射） ・交感神経→収縮　　・副交感神経→弛緩	
外肛門括約筋	・**横紋筋**　　・随意的　　・陰部神経支配	
静脈叢	・直腸静脈叢、肛門静脈叢	

CHARGE

7) 肝臓

(1)肝機能の体系

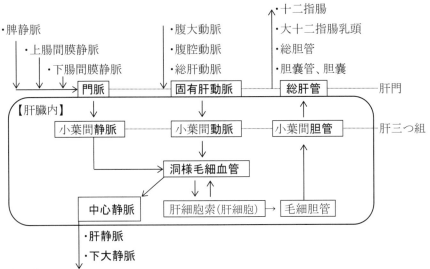

(2)肝臓

	位置	・横隔膜の直下、腹腔の右上方にある．　重さ≒1,200g	
	区分	・肝鎌状間膜で**右葉(3/4)、左葉(1/4)**に大別される ・**左葉は胃に接する** ・右葉と左葉の間に方形葉、尾状葉がある ・**上面の一部は腹膜を欠く(無漿膜野)**が、大部分は覆われる	
	肝小葉	・構造上、機能上の胆胃　　・集まって肝臓を構成 ・洞様毛細血管、肝細胞索、中心静脈 ・**クッペル星細胞**···細菌や異物を捕らえ消化	
	肝の三つ組	・小葉間**静脈**、小葉間**動脈**、小葉間胆管	
	グリソン鞘	・各肝小葉を結合する　　・**肝の三つ組みが見られる**	
	栄養血管	・固有肝動脈	
	機能血管	・門脈	
	肝門	・**門脈、固有肝動脈、総肝管、リンパ管、神経が出入**	
	肝静脈	・**直接、下大静脈(肝の後面に接する)へ注ぐ**	
	肝冠状間膜	・腹膜のヒダ　　・**横隔膜に付着**する	
	ディッセ腔	・類洞周囲隙　　・**ビタミンA貯蔵細胞**がみられる	
	胆汁	・**肝臓から分泌され、消化を助ける**	

CHARGE

8) 胆囊

(1) 胆囊

胆囊	・**肝細胞で産生された胆汁**を貯えておくところ		
位置	・肝の**右葉と方形葉の間**、胆囊窩に位置する		
形状	・なすび型、長さ≒8cm		
区分	・底部、体部、頚部、胆囊管		
構造	・粘膜（単層円柱上皮）、筋層（平滑筋）、漿膜		

(2) 胆道

肝内胆道	・毛細胆管→小葉間胆管→肝管へ	
肝外胆道	・肝管→総**肝**管→　→総胆管→**大十二指腸乳頭** 　　　　　　　↑ 　　　　　　胆囊管　　　　　　　膵管　　オディーの括約筋 　　　　　　↓↑ 　　　　　　胆囊	

9) 膵臓・・・外分泌、内分泌を司る実質臓器

位置	・第1～2腰椎の高さ、**胃の後**下部　　・**後腹壁に付着**	
形状	・偏平で細長い≒15cm、重さ≒70g　　・**腹膜後臓器**（器官）	
区分	・**膵頭（十二指腸に囲まれる）**、膵体、膵尾（脾臓に接する）	
構造	・外分泌部、内分泌部	
外分泌部	・**膵液（消化液）**を膵管、総胆管経由で**十二指腸に分泌**	
内分泌部	・**膵島（ランゲルハンス島）**→α細胞、β細胞、δ細胞 ・主に**膵尾に存在**する	
α細胞≒20%	・**グルカゴン**を分泌→血糖値を上げる	
β細胞≒70%	・**インシュリンを分泌（直接血中へ）**→血糖値を下げる	
δ細胞	・ソマトスタチンを分泌→グルカゴン、インシュリンの調節	

※関連用語

腹膜	・漿膜の一つ＝単層扁平上皮＋結合組織（補強用）	
腹膜後臓器 　　　（器官）	・後腹壁に埋まり、腹膜との関係が薄い ex.**十二指腸**、**直腸**、腎臓、副腎、**膵臓**、**尿管**	
半腹膜内器官	ex.**上行結腸**、**下行結腸**・・・半分だけ後腹壁に埋まる	
腹膜内臓器 　　　（器官）	・大きな**腸間膜**により後腹壁につなぎ止められる ex.**回腸**、**空腸**、**横行結腸**、S状結腸	

CHECK

*	1	肝門を出入りしないのはどれか？ 固有肝動脈、肝静脈、門脈、（総）肝管
	2	結腸ヒモがみられるのはどれか？ 胃、空腸、回腸、盲腸、直腸
	3	肝臓について誤っているのはどれか？ ①肝鎌状間膜で右葉と左葉に区分される ②後面は下大静脈に接する ③胆嚢は方形葉と左葉の間にある ④肝門を門脈が通る
	4	十二指腸について正しい記述はどれか？ ①噴門に続く ②後面は腹膜に覆われる ③総胆管が開口する ④門脈が前面を通る ⑤パイエル板が多くみられる
*	5	肝臓について正しいのはどれか？ ①横隔膜に接する ②肝静脈は肝門を通過する ③腹腔の左上にある ④第9胸椎に接する ⑤門脈は肝鎌状間膜を通過する
	6	横紋筋はどれか？ 幽門括約筋、オッディ括約筋、膀胱括約筋、外肛門括約筋
	7	消化管で弁があるのはどれか？ 噴門、幽門、十二指腸空腸曲、回盲口
*	8	パイエル板がみられるのはどれか？ 食道、胃、十二指腸、回腸、盲腸、直腸、脾臓
	9	大網について正しいのはどれか？ ①上腸間膜動脈が通る ②総胆管が通る ③横行結腸に付着する ④後方に網嚢が広がる
	10	肝臓で正しいのはどれか？ ①肝鎌状間膜を臍動脈索が通る ②肝門を肝静脈が通る ③方形葉は胆嚢の右側にある ④無漿膜野に横隔膜が接する
*	11	肝臓で正しいのはどれか？ ①門脈は肝門から出る ②中心静脈は小葉間静脈へ注ぐ ③肝鎌状間膜は方形葉の右側に位置する ④肝臓は小網によって脾臓とつながる ⑤胎生期の静脈管は臍静脈血を下大静脈に注ぐ ⑥肝静脈は肝門から出る
	12	消化管で腹膜垂がみられるのはどれか？ 十二指腸、空腸、回腸、横行結腸、直腸
	13	膵臓について正しい記述はどれか？ ①膵液はランゲルハンス島から分泌される ②第4第5腰椎の高さにある ③左端は十二指腸に接している ④後腹壁に付着する
	14	間膜と付着部との組合せで正しいのはどれか？ ①小網－脾臓 ②大網－空腸 ③腸間膜－腎臓 ④肝冠状間膜－横隔膜
	15	ディッセ腔にみられるのは？ クッパー星細胞、ビタミンA貯蔵細胞、赤血球、胆汁
	16	上行結腸で正しいのはどれか？ ①肝臓の方形葉下面に接する ②脾臓に接する ③右結腸動脈が分布する ④輪状ヒダを持つ
	17	小腸で正しいのはどれか？ ①粘膜上皮は多列円柱上皮である ②表面に腹膜垂がある ③全長にわたって腸間膜がある ④粘膜固有層にパイエル板がある
	18	腹膜後臓器はどれか？ 胃、S状結腸、回腸、肝臓、膵臓

1 → 肝静脈、は出入りせず	9 →③横行結腸に付着する	17 →④粘膜固有層にパイエル〜
2 → 盲腸	10 →④無漿膜野に横隔膜が〜	18 → 膵臓
3 →③:正「方形葉と右葉の間」	11 →⑤〜下大静脈に注ぐ	
4 →③総胆管が開口する	12 → 横行結腸	
5 →①横隔膜に接する	13 →④後腹壁に付着する	
6 → 外肛門括約筋	14 →④肝冠状間膜－横隔膜	
7 → 回盲口(回盲弁)	15 → ビタミンA貯蔵細胞	
8 → 回腸	16 →③右結腸動脈が分布〜	

CHECK

1	十二指腸に開くのはどれか？ 肝管、総肝管、総胆管、胆嚢管	
2	膵頭部が接するのはどれか？ 肝臓、脾臓、十二指腸、空腸、回腸	
3	結腸で正しいのはどれか？ ①小網の付着部位がある ②内腸骨動脈の枝が分布する ③輪状ヒダがある ④結腸曲は左が右よりも高い ⑤パイエル板がある	
4	重層扁平上皮が存在するのはどれか？ 食道、胃、十二指腸、回腸、結腸	
5	大十二指腸乳頭にあるのはどれか？ 幽門括約筋、バウヒン弁、集合リンパ節、オッディ括約筋、グリソン鞘	
6	消化管で誤っているのはどれか？ ①有郭乳頭は舌分界溝の前にある ②胆汁は大十二指腸乳頭から出る ③オッディ括約筋は胃の幽門部にある ④パイエル板は回腸にある ⑤空腸は腸間膜をもち腸腺は絨毛の根本に開口する	
7	肝臓の上面に接するのはどれか？ 肺、胃、膵臓、胆嚢、横隔膜	
8	正しい記述はどれ？ ①食道の筋層には横紋筋はない ②胃体の下端部を胃底という ③十二指腸空腸曲にはトライツ靱帯がある ④回腸にはオッディ括約筋がある	
* 9	腸間膜を有するのはどれか？ 食道、膵臓、十二指腸、上行結腸、S状結腸、直腸	
10	オッディの括約筋が存在する部位はどこか？	
11	胆道系で正しいのはどれか？ ①総胆管は幽門括約筋部に開口する ②総胆管には ラセンヒダがある ③横隔膜下面には胆嚢窩がある ④胆汁は肝臓でつくられる	
12	横紋筋はどれか？ 幽門括約筋、オッディの括約筋、外肛門括約筋、十二指腸提筋	
13	膵島をC字状に取り囲む器官は何か？	
14	小腸にあって、消化酵素を分泌する腺は何か？	
15	右結腸曲はどことどこの移行部にあるか？	
16	正しいのはどれか？ ①舌筋は舌咽神経に支配される ②胃の筋層は内輪と外縦の 2層からなる ③食道上部の筋層は平滑筋である ④外肛門括約筋は横紋筋からなる	
17	トライツ靱帯が位置する椎体レベルはどこか？	
18	総胆管の開口部位は十二指腸のどれか？ 上部、下行部、水平部、上行部	
19	腹膜後器官でないのはどれか？ 十二指腸、膵臓、脾臓、腎臓、副腎	

1 → 総胆管	9 → S状結腸	17 → 第2腰椎
2 → 十二指腸	10 → 十二指腸下行部(乳頭)	18 → 下行部
3 →④〜左が右よりも高い	11 →④胆汁は肝臓でつくられる	19 → 脾臓
4 → 食道	12 → 外肛門括約筋	
5 → オッディ括約筋	13 → 十二指腸	
6 →③:大十二指腸乳頭にある	14 → リーベルキューン腺	
7 → 横隔膜	15 → 上行結腸から横行結腸	
8 →③十二指腸空腸曲に〜	16 →④外肛門括約筋は〜	

CHARGE

3. 呼吸器系

1) 呼吸器系の体系

①呼吸器系 ── 気道 ── 上気道・・・外鼻、鼻腔、咽頭、喉頭
　　　　　　　　　　　└─ 下気道・・・気管、気管支
　　　　　　└─ 呼吸部 ─ 肺(肺胞)

②経路:外鼻→**鼻腔**→**咽頭**→**喉頭**→**気管**→**気管支**→肺(肺胞)

③粘膜:肺胞＝単層扁平上皮、その他＝多列線毛円柱上皮

2) 鼻腔

外鼻	・鼻背、鼻根、鼻尖、鼻翼、外鼻孔				
外鼻の支柱	・上部→鼻骨、上顎骨前頭突起、前頭骨鼻部 ・下部→鼻軟骨＝硝子軟骨				
鼻腔(広義)	・外鼻孔から後鼻孔まで　　・口蓋により口腔と境される ・鼻腔壁は鼻前庭を除き**鼻粘膜でおおわれる**				
外鼻孔	・外界に通じる鼻腔の入り口の孔				
鼻前庭	・キーゼルバッハ部位、血管が多く出血しやすい				
鼻腔(狭義)	・上鼻道、中鼻道、下鼻道　　**・鼻中隔が左右に分ける**				
鼻甲介 （上/中/下）	・鼻腔を上/中/下鼻道に分ける ・上鼻甲介/上鼻道/中鼻甲介/中鼻道/下鼻甲介/下鼻道				
総鼻道	・鼻甲介と鼻中隔の間				
上鼻道	**・蝶形骨洞が蝶篩陥凹に開口**				
中鼻道	**・篩骨洞、前頭洞、上顎洞が開口**				
下鼻道	**・鼻涙管が開口**				
副鼻腔	蝶形骨洞	篩骨洞	前頭洞	上顎洞(最大)	
開口部	**蝶篩陥凹**	**中鼻道**	**中鼻道**	**中鼻道**	
含気骨	蝶形骨	篩骨	前頭骨	上顎骨	
後鼻孔	・鼻腔の最後方で、**咽頭に開口する**左右一対の孔				
鼻腔の粘膜	・呼吸部粘膜と嗅部粘膜に分けられる				
呼吸部粘膜	・多列線毛円柱上皮　　・腺、リンパ組織、血管に富む				
嗅部粘膜	**・嗅上皮→嗅覚を受容** **・総鼻道の上部にあり**、篩骨篩板の付近に存在する				

3) 喉頭···気道の確保、食物の気道への侵入防止、発声

位置	・前頸部の正中で第4〜6頸椎の高さ			
区分	・喉頭前庭、喉頭室、声門下腔			
喉頭隆起	・前頸部の皮下に触れる高まり　　**・甲状軟骨が形成**			
喉頭軟骨	・甲状軟骨、輪状軟骨、披裂軟骨、喉頭蓋軟骨			
喉頭蓋軟骨	弾性軟骨	気道に食物を入れない蓋(最上位に有)	無対	
甲状軟骨	硝子軟骨	のど仏(喉頭隆起)、気道を確保	無対	
輪状軟骨	硝子軟骨	食道狭窄部(C6の高さ)、気道を確保	無対	
披裂軟骨	硝子軟骨	発声＝声帯の緊張度を変える	**有対**	
喉頭の粘膜	・多列線毛上皮＋粘膜固有層(喉頭腺)			
声帯(ヒダ)	・声帯筋と**声帯靭帯**がつくるヒダ　　**・反回神経が支配**する			
声帯筋	**・横紋筋　・披裂軟骨**から**甲状軟骨**に張る(声帯靭帯も沿う)			
声門	**・声帯＋声帯裂**(左右の声帯の隙間)			
喉頭筋	・外喉頭筋、内喉頭筋			
外喉頭筋	・嚥下に関与　・胸骨甲状筋、甲状舌骨筋			
内喉頭筋	・声帯に関与　・輪状甲状筋、甲状披裂筋、**後輪状披裂筋**			
支配神経	・迷走神経(ほとんど**反回神経**)の支配			

4) 気管

位置	**・第6頸椎(輪状軟骨)下縁**〜**第4/5胸椎の高さ　・食道の前**	
構成	・気管軟骨、粘膜、膜性壁(**食道に接する**)、輪状靭帯	
気管軟骨	**・硝子軟骨、馬蹄形**(C字形)、15〜20個	
粘膜	**・多列線毛円柱上皮**、気管の内腔を覆う	
膜性壁 (気管筋)	・平滑筋＋粘膜　　　交感神経刺激→弛緩→気管支拡張 　　　　　　　副交感神経刺激→収縮→気管支収縮	
輪状靭帯	**・気管軟骨を連結する**結合組織	

5) 気管支

位置	**・気管分岐部**(第4/5胸椎の高さ)〜肺門まで	
構成	**・気管支軟骨**、粘膜、膜性壁、輪状靭帯	

左右差	太さ	長さ	正中線との角度	軟骨数	枝の数	
右気管支	**太い**	**短い**	約24°　**垂直に近い**	6〜8個	**3枝**	
左気管支	**細い**	**長い**	約45°	9〜12個	**2枝**	

CHECK

*	1	鼻涙管が開口する鼻道はどれか？　　上鼻道、中鼻道、下鼻道、総鼻道
	2	中鼻道に開口しないのはどれか？　前頭洞、蝶形骨洞、上顎洞、前篩骨洞
*	3	誤っている記述はどれか？　①気管は喉頭の下方に続く　②気管の後には食道がある ③右気管支は垂直に近い傾斜をなす　④左気管支は3本の葉気管支に分かれる
	4	気管が始まる脊椎の高さはどこか？
	5	気管で正しいのはどれか？　①食道の前方に位置する　②甲状軟骨の直下から始まる ③気管軟骨は輪状である　④第2胸椎の高さで左右に分枝する
	6	左主気管支について正しいのはどれか？　①3つに分岐する　②前壁は膜性壁である ③右主気管支より短い　④右主気管支より細い　⑤正中線との角度は約25度である
	7	気管の内面を覆う粘膜の種類は何か？
*	8	声帯筋が付着するのはどれか？　気管軟骨、喉頭蓋軟骨、輪状軟骨、披裂軟骨
*	9	誤っているのはどれか？　①鼻腔の下壁は口蓋である　②後鼻孔は咽頭に開口する ③中鼻道は中鼻甲介の上方にある　④鼻中隔の両面は鼻粘膜に覆われる
	10	誤っているのはどれ？　①甲状軟骨は輪状軟骨と関節をつくる　②声帯と声帯裂を合わ せて声門という　③輪状軟骨は第6頸椎の高さにある　④気管は食道の後方に位置する
*	11	喉頭隆起を形成する軟骨は何か？
	12	下鼻道に開口するのはどれか？　耳管、前頭洞、上顎洞、蝶形骨洞、鼻涙管
*	13	気管について正しいのはどれか？　①第2胸椎の高さで左右の気管支に分枝する ②輪状軟骨の下縁に始まる　③食道の後方にある　④軟骨が全周を取り囲む
*	14	気管支について正しい記述はどれか？　①右気管支は左よりも垂直に近く傾斜する ②左気管支は3本の葉気管支に分かれる　③気管分岐部は第1胸椎の高さである ④左側の主気管支は長くて太い　⑤気管支壁は肺動脈によって栄養される
*	15	喉頭で、対をなす軟骨は何か？
	16	喉頭で、声帯靭帯が付着する軟骨は何か？
	17	鼻腔で正しいのはどれか？　①キーゼルバッハ部位は鼻腔の外側壁にある ②鼻前庭は単層円柱上皮で覆われる　③蝶形骨洞は中鼻道に開口する ④嗅上皮は総鼻道の上部にある

1 → 下鼻道	9 →③:正「〜の下方にある」	17 →④嗅上皮は総鼻道の〜
2 → 蝶形骨洞	10 →④:食道の前に位置する	
3 →④:左気管支は2本の〜	11 → 甲状軟骨	
4 → 第6頸椎	12 → 鼻涙管	
5 →①食道の前方に位置〜	13 →②輪状軟骨の下縁に〜	
6 →④右主気管支より細い	14 →①右気管支は〜垂直〜	
7 → 多列線毛円柱上皮	15 → 披裂軟骨	
8 → 披裂軟骨	16 → 甲状軟骨と披裂軟骨	

CHECK

	1	喉頭部にある軟骨で、嚥下の際 後ろに倒れるのは何か？
	2	喉頭部にあって声門裂の幅を変えるのに関わる軟骨は何か？
*	3	気管は、食道に対してどの位置を通るか？
	4	甲状軟骨があるのはどこか？　上咽頭、中咽頭、食道、喉頭、気管
*	5	正しいのはどれか？　①右気管支は左気管支よりも太く傾斜度が小さい　②右気管支は左気管支よりも太く傾斜度が大きい　③右気管支は左気管支よりも細く傾斜度が小さい　④右気管支は左気管支よりも細く傾斜度が大きい　⑤左右気管支の太さはほぼ同じ
*	6	声帯ヒダ（声帯筋と声帯靭帯がつくるヒダ）はどこに張るか？
*	7	副鼻腔とその開口部で正しい組合せはどれか？　前頭洞-中鼻道、上顎洞-上鼻道、篩骨洞-下鼻道、蝶形骨洞-中鼻道
*	8	喉頭軟骨の中で、左右一対ある軟骨は何か？
	9	呼吸器系で正しいのはどれか？　①気管は単層円柱上皮である　②気管の膜性壁には硝子軟骨がある　③肺胸膜でガス交換が行われる　④胸膜腔は気管支で外界と通じる　⑤吸入された異物は右気管支に入りやすい
	10	反回神経に支配される筋はどれか？　茎突舌骨筋、上咽頭収縮筋、中咽頭収縮筋、胸骨甲状筋、後輪状被裂筋
	11	最も上位（頭側）にあるのはどれか？　甲状軟骨、輪状軟骨、喉頭蓋軟骨、披裂軟骨
	12	気管の分岐レベルはどの脊椎の位置に相当するか？
*	13	最も大きい副鼻腔は何か？
	14	喉頭で正しいのはどれか？　①呼吸時は声門裂が閉じる　②甲状軟骨は一対である　③嚥下時は喉頭口が開く　④声帯ヒダは反回神経に支配される
	15	呼吸器系と消化器系の交叉部はどれか？　咽頭鼻部、咽頭口部、咽頭喉頭部、喉頭
	16	左主気管支に比べ右主気管支の特徴はどれか？　短い、細い、枝が少ない、柔らかい
*	17	上顎洞の鼻腔への開口部位はどこか？

1 → 喉頭蓋軟骨	9 →⑤～右気管支に入り～	17 → 中鼻道
2 ＞披裂軟骨	10 → 後輪状被裂筋	
3 → 食道の前を通る	11 → 喉頭蓋軟骨	
4 → 喉頭	12 → 第4～5胸椎	
5 →①右～太く傾斜度が小	13 → 上顎洞	
6 → 披裂軟骨と甲状軟骨	14 →④声帯ヒダは反回神経～	
7 → 前頭洞-中鼻道	15 → 咽頭喉頭部	
8 → 披裂軟骨	16 → 短い	

6）肺・・・肺胞が多く存在する実質臓器で、外呼吸（ガス交換）を行う

位置	・胸腔内左右の大部分を占める　　・心臓の両側にある		
形状 　　重さ、容量	・左右ともに半円錐形 ・右肺［600g、1,200mℓ］、左肺［500g、1,000mℓ］		
肺の区分	・肺尖、肺底、縦隔面、肋骨面		
右肺の区分	・3葉　・上葉〜水平裂〜中葉〜斜裂〜下葉 ・上大静脈に接する		
左肺の区分	・2葉　・上葉〜斜裂〜下葉		
肺小葉	・肺の表面にみられる直径1cmほどの多角形の小区画		
肺尖	・鎖骨の2〜3cm上（鎖骨上窩の高さ）　・呼吸で移動せず		
肺底（横隔面）	・横隔膜の上に乗り（接する）、呼吸でよく動く		
縦隔面（内面）	・肺門と心圧痕（心臓に押しつぶされた痕）は両肺にあり		
肺門	・肺を出入りする器官の出入り口、縦隔に面す		
出入器官	・気管支、肺動脈、肺静脈、気管支動脈、気管支静脈、 　迷走神経、交感神経、リンパ管		
肋骨面	・肋骨に対する面		
栄養血管	・気管支動脈、気管支静脈→肺組織を栄養する		
機能血管	・肺動脈、肺静脈→外呼吸をする		
肺区域	・区域気管支が支配する領域		
肺内の 　　気管支分枝	・葉気管支→区域気管支→気管支枝→細気管支（軟骨なし） →終末細気管支→呼吸気管支→肺胞管→肺胞嚢→肺胞		
肺胞	・ガス交換を行う球小胞　・上皮は単層扁平上皮　・φ 0.1〜0.2 mm		

7）胸膜、縦隔

胸膜	・肺の表面と胸壁の内面を被う漿膜		
臓側胸膜	・肺胸膜．肺門で壁側胸膜に移行する		
壁側胸膜	・肋骨胸膜、縦隔胸膜、横隔膜胸膜、胸膜頂		
胸膜腔	・臓側と壁側胸膜の間隙→常に陰圧　・漿液が満たす		
胸腔	・横隔膜と胸郭（胸骨＋肋骨＋胸椎）で囲まれた空間		
縦隔	・左右の肺と胸骨と胸椎（左右の胸膜腔）に挟まれる部分		
存在器官	・中部→心臓 ・上前部→気管、気管支、胸腺、横隔神経、上行大動脈、 　大動脈弓、肺動脈、肺静脈、上大静脈、腕頭静脈 ・後部（後縦隔）→食道、胸管、迷走神経、反回神経、 　交感神経、胸大動脈、奇静脈、半奇静脈		

CHECK

*	1	胸郭上口を通らないのは？　気管、食道、迷走神経、副神経、横隔神経、交感神経幹
	2	肺胞上皮は何上皮か？
	3	縦隔内に存在しない臓器はどれか？　胸腺、咽頭、食道、気管、心臓
	4	肺について正しいのは？　①右肺は2葉に分れる　②肺尖は鎖骨と同じ高さである ③区域気管支には軟骨がある　④左気管支は3本の葉気管支に分れる
*	5	胸腔の構成に関与しないのはどれか？　胸椎、胸骨、臓側胸膜、横隔膜、肋骨
*	6	肺について誤っているのはどれか？　①左肺は2葉に分かれ、水平裂がみられる ②心圧痕は両方の肺にみられる　③ガス交換は肺胞壁において行われる ④肺尖は頸部に達し、肺底は横隔膜に接する　⑤肺の表面は臓側胸膜で包まれる
*	7	肺について正しい記述はどれか？　①左には水平裂がある　②右には心切痕がある ③左が右より容積が大きい　④右は上大静脈に接する　⑤肺門は肺胸膜に覆われる
*	8	縦隔に存在する臓器はどれか？　肺、甲状腺、大動脈弓、横隔膜、食道
	9	壁側胸膜でないのはどれか？　肋骨胸膜、縦隔胸膜、横隔胸膜、肺胸膜
	10	正しいのはどれか？　①肺は右が3葉で左が2葉である　②左気管支は垂直に近い走 行をする　③肺の栄養血管は肺動脈である　④胸部で気管は食道の後方に位置する
	11	肺で正しいのはどれか？　①左肺には斜裂と水平裂がある　②肺門は胸膜に覆われる ③肺尖は鎖骨と同じ高さにある　④肺底は横隔膜に接する　⑤リンパ管は肺門を通らない
	12	正しいのはどれか？　①気管支動脈は肺の栄養血管である　②肺動脈には動脈血が 流れる　③気管支静脈は上大静脈へ流入する　④肺静脈は右心房へ流入する
	13	正しいのはどれか？　①肺は縦隔に含まれる　②ガス交換は細気管支で行われる ③肺尖は横隔膜に接する　④肺の表面は胸膜に覆われる　⑤水平裂は左肺にある
	14	正しいのは？　①右気管支は左気管支より長い　②右反回神経は左反回神経より長い ③右気管支の分岐角度は左気管支より大きい　④健常者の右肺は左肺より大きい
	15	肺胞の直径はおよそ何mmか？
*	16	縦隔後部にみられるのはどれ？　胸腺、気管、心臓、食道、胸管、大動脈弓
	17	正しいのはどれか？　①縦隔は左右の胸膜腔に挟まれた部位をいう　②声門裂は左右 の前庭ヒダの間をいう　③左肺は上、中及び下の3肺葉からなる　④篩骨洞はトルコ鞍 の直下に位置している　⑤肺の栄養血管は肺動脈と肺静脈である

1 → 副神経、は通らない	9 → 肺胸膜、は臓側	17 →①縦隔は左右の～
2 → 単層扁平上皮	10 →①～右が3葉、左が2葉～	
3 → 咽頭、は存在しない	11 →④肺底は横隔膜に接する	
4 →③区域気管支には軟骨～	12 →①気管支～栄養血管～	
5 → 臓側胸膜、は関与せず	13 →④肺の表面は胸膜に～	
6 →①：斜裂がみられる	14 →④右肺は左肺より大きい	
7 →④右は上大静脈に～	15 → 0.1～0.2mm程度	
8 → 大動脈弓と食道	16 → 食道と胸管	

CHARGE

4.泌尿器系

1) 泌尿器の体系

泌尿器━━尿生成部…腎臓
　　　┃
　　　━━尿路…腎杯→腎盂(腎盤)→尿管→膀胱→尿道

2) 腎臓…血液中の不要物質を排泄する臓器

位置　左腎	・第11胸椎の高さ～第3腰椎の高さ．**脾臓が隣接**	
右腎	・**左腎より1/2～1椎低い(肝臓に接するため)**	
	・**第12肋骨前方**　・十二指腸、肝臓、上行結腸などが隣接	
形状/形体	・そら豆状(長径10×5cm)、**長軸の延長線は上方で交叉**	
	・重さ≒100g、左右一対、赤褐色(血液多)　・**腹膜後器官**	
構造　被膜	・(外)脂肪被膜、(中)線維被膜、(内)筋被膜(ゲロタ筋膜)	
実質	・**皮質**[腎小体を含み血管豊富]、近位尿細管へと続く	
	・**髄質**[10～15の腎錐体からなる]、腎乳頭へと続く	
腎洞	・腎杯[腎錐体の数だけある]→腎盂[尿管に移行]	
脂肪被膜	・**腎臓周囲にあり、腎筋膜と共に腎臓の固定に関与**	
線維被膜	・**腎臓を覆う線維性結合組織、副腎との連結をする**	
筋被膜	・**腎筋膜(ゲロタ筋膜)**、平滑筋を含む線維性組織	
ネフロン	・**腎小体＋尿細管**、尿生成上の形態的/機能的単位	
腎小体	・**糸球体＋ボーマン嚢(上皮細胞)＝マルピギー小体**	
糸球体	・**毛細血管が糸玉状に集まる**　　・原尿を形成する	
ボーマン嚢	・**糸球体を包む薄い上皮の袋**	
尿細管	・近位尿細管→ヘンレループ→**遠位尿細管**(緻密斑)	
	・**毛細血管に取り巻かれる**	
腎門	・第1腰椎の高さ、**腎臓内側縁の中央部にある**	
出入器官	・**腎動脈、腎静脈、尿管**、リンパ管、神経	
腎区	・5区域ある←5本の腎動脈枝(区域動脈)の分布域	
糸球体旁装置	・**レニンを分泌＝糸球体近接細胞(傍糸球体細胞)**	
腎臓の尿路	・腎小体→尿細管→集合管→腎乳頭→腎杯→腎盂→尿管	
腎盂(腎杯)	・先端は腎杯となり腎乳頭を包んで尿を受ける　・**移行上皮**	
腎乳頭(孔)	・**集合管が開口**　　・乳頭面/集合管粘膜＝多列円柱上皮	
腎臓の血管	・**腎動脈**→葉間動脈→**弓状動脈**→小葉間動脈	
	→輸入細動脈→糸球体→輸出細動脈→毛細血管	
	→**小葉間静脈**→弓状静脈→葉間静脈→腎静脈	
	・腎動脈、腎静脈は栄養血管かつ機能血管	

3）尿管

位置	・大腰筋の前を下行、腹大動脈の前方を通る ・腎盂（腎臓）と膀胱（底）を連絡≒30cm		
構造	・粘膜（移行上皮）　　・外膜（疎性結合組織） ・筋層（内縦走筋、外輪走筋）＝平滑筋 ・筋層の蠕動により尿を運ぶ　　・腹膜後臓器（器官）		
生理的狭窄部	・腎盂尿管移行部、総腸骨動脈交叉部、膀胱開口部		

4）膀胱

位置　　男性	・恥骨結合の後、直腸（と精嚢、精管）の前		
女性	・恥骨結合の後、子宮（と膣）の前		
区分	・尖、体（尖と底の間）、底、頚（内尿道口の付近）		
膀胱三角	・左右の尿管口と内尿道口を結ぶ三角形　・伸縮せず平滑		
容量	・成人最大600〜800mℓ　　　・300mℓで尿意を催す		
構造　粘膜	・移行上皮		
筋層	・平滑筋で内縦、中輪、外縦走筋の3層→排尿筋		
外膜	・大部分は漿膜に覆われる　　・体/底の上方は腹膜		
膀胱括約筋	・内尿道口部で輪走筋（平滑筋）が発達 ・不随意筋　　・骨盤内臓神経が分布		
尿道括約筋	・横紋筋＝随意筋（外尿道括約筋）　・骨盤出口辺りにある		

5）尿道

尿道	・内尿道口（膀胱底）〜外尿道口		
形状　男性	・S字状で長い（約16〜18cm） ・輪精道を兼ね、前立腺を貫き、尿道海綿体を貫く ・外尿道口は陰茎亀頭にある		
女性	・真直で短い（約3〜4cm）　・尿排泄道で膣の前にある		

男性の部位	女性の部位	上皮＝粘膜	筋層	
前立腺部	上部	移行上皮	内縦走筋、外輪走筋	
尿生殖隔膜部	尿生殖隔膜部	多列円柱上皮	尿道括約筋（横紋筋）	
海面体部		多列円柱上皮	縦走筋	
	下部	多列円柱上皮	内縦走筋、外輪走筋	

排尿の神経支配	排尿筋	膀胱括約筋	尿道括約筋	
交感神経→蓄尿	弛緩	収縮	随意（陰部神経）	
骨盤神経→排尿	収縮	弛緩	随意（陰部神経）	

CHECK

*	1	右腎と左腎の高さはどうなっているか？
	2	尿管について誤りはどれか？　①長さは約30cmである　②粘膜は移行上皮からなる ③尿は蠕動運動によって運ばれる　④総腸骨動脈の後方を通る　⑤腎門に起始する
*	3	腎臓について誤りはどれ？　①腎小体は皮質に存在する　②線維性皮膜で包まれる ③右腎は十二指腸に接する　④集合管はネフロンの一部である　⑤腹膜後器官である
	4	泌尿器系で正しいのはどれか？　①女性の尿道は膣に開口する　②膀胱は前立腺の 下方にある　③尿管は腹大動脈の前方を通る　④糸球体は動脈によって形成される
	5	腎臓について正しいのはどれか？　①傍糸球体細胞からエリスロポエチンが分泌される ②尿細管と集合管を合わせてネフロンという　③腎皮質の突出は腎乳頭をつくる ④左腎は右腎より1/2〜1椎くらい低い　⑤糸球体は毛細血管が集まったものである
*	6	腎乳頭を包むのは何か？
*	7	正しいのはどれか？　①女性の尿道は男性よりも短く、膣の後壁に接する ②尿道は内尿道口に始まり、陰茎海綿体内を貫く　③尿管は膀胱の後壁を貫く ④尿道括約筋は横紋筋で外尿道口にある　⑤女性の膀胱は直腸と子宮の間にある
*	8	腎小体の一端から続く管は何か？
*	9	腎で誤っているのは？　①腎動脈は腹大動脈の枝である　②腎動脈は腎門を出入りする ③腎臓皮質は血管に富み、腎乳頭がある　④腎杯の内面は移行上皮に覆われる
*	10	尿道は膀胱のどの位置から始まるか？
	11	腎臓で誤りはどれ？　①腎小体は糸球体とボーマン嚢からなる　②右腎は左腎より低い ③脂肪被膜で包まれる　④傍糸球体細胞からアルドステロンが分泌される
	12	膀胱で正しいのはどれか？　①坐骨の後方にある　②全体が腹膜で覆われる ③膀胱頂に尿管が開口する　④骨盤内臓神経が分布する　⑤筋層は横紋筋からなる
	13	尿管が存在するのは何と何の間か？
*	14	男性の尿道で正しいのはどれか？　①内尿道口は隔膜部にある　②陰茎海綿体を貫く ③外尿道括約筋は平滑筋である　④前立腺を貫く　⑤粘膜上皮は単層立方上皮である
*	15	腎臓は腹膜とはどのような関係にあるか？
	16	尿管で誤っているのはどれか？　①腹膜後器官である　②内腸骨動脈と交叉する ③膀胱底を貫く　④3箇所の生理的狭窄部がある　⑤尿管は大腰筋の前を下行する

1 → 左腎が右腎より高い	9 →③:腎乳頭は髄質にある	
2 →④:正「〜前を交差する」	10 → 膀胱底(内尿道口)	
3 →④:集合管は含まれない	11 →④:正「レニンが分泌される」	
4 →③尿管は〜前方を通る	12 →④骨盤内臓神経が〜	
5 →⑤糸球体は毛細血管〜	13 → 腎盤(腎盂)と膀胱の間	
6 → 腎杯	14 →④前立腺を貫く	
7 →③尿管は膀胱後壁を〜	15 → 腹膜後器官	
8 → 尿細管	16 →②:総腸骨動脈と交叉	

CHECK

1	腎臓で誤っているのはどれか？　①遠位尿細管はボーマン嚢の尿管極から始まる ②糸球体は毛細血管で形成される　③ボーマン嚢は糸球体を包んでいる ④緻密斑は遠位尿細管に形成される　⑤弓状静脈は小葉間静脈からでる	
2	成人における正しい組合せはどれか？　①男性の尿道の長さ－約8cm ②腎小体の直径－約2mm　③尿管の長さ－約30cm　④腎臓の長径－約5cm	
3	血液が流れているのはどれか？　腎杯、ヘンレのワナ、ボーマン嚢、糸球体、腎盂	
4	腎臓を包まないのはどれか？　線維被膜、肉様膜、脂肪被膜、ゲロータ筋膜	
5	腎臓で誤りは？　①左腎は右腎より高位である　②集合管の尿は乳頭孔から出る ③長軸の延長線は下方で交わる　④腎門には尿管がある　④肝臓は右腎に接する	
＊ 6	正しいのはどれ？　①腎臓は表層の髄質と深部の皮質からなる　②尿細管は毛細血管 に取り巻かれる　③糸球体傍細胞は輸出細動脈の血管壁にある　④緻密斑はレニンを 分泌する　⑤腎小体は糸球体と尿細管が構成する　⑥腎臓は腹膜に包まれ間膜をもつ	
7	腎組織はどれか？　パイエル板、ハッサル小体、ボーマン嚢、グリソン鞘	
8	正しいのは？　①腎門において腎動脈は腎静脈より前にある　②尿管は総腸骨動脈の 後方を通る　③右腎は左腎より低位にある　④女性の膀胱は子宮と膣の後に位置する	
9	正しいのはどれか？　①尿管は腎門から出る　②腎臓は骨盤内に位置する ③乳頭口は腎皮質にある　④糸球体は腎髄質にある　⑤膀胱括約筋は横紋筋である	
10	原尿が形成されるのはどれか？　腎乳頭、腎杯、尿細管、腎小体	
11	正しいのは？　①腎門に腎動脈、腎静脈、尿管がある　②膀胱の上面を膀胱三角という ③腎小体は近位尿細管、ヘンレのワナ、遠位尿細管からなる　④尿管は前立腺を通る	
＊ 12	尿管の粘膜上皮は何上皮か？	
13	成人女性の尿道の長さはおよそのどのくらいか？	
14	腎臓の区域数はいくつか？	
15	正しいのは？　①女性尿道は膣口の後方に開口する　②右の腎臓は第12肋骨の前方 に位置する　③尿管は総腸骨動脈の後方を走行する　④膀胱底は膀胱の下面である	

1 →①：尿管極→近位尿細管	9 →①尿管は腎門から出る	
2 →③尿管の長さ－約30cm	10 → 腎小体	
3 → 糸球体	11 →①腎門に腎動脈、〜	
4 → 肉様膜、は包まない	12 → 移行上皮	
5 →③：延長線は上方で交叉	13 → 約3cm	
6 →②尿細管は毛細血管〜	14 → 5区域	※ 肉様膜
7 → ボーマン嚢	15 →②右の腎臓は〜	→陰嚢の皮下にある平滑筋
8 →③右腎は左腎より低位〜		

CHARGE

5.生殖器系

1) 男性生殖器

(1)構成　　陰嚢　　　　　　　　3個の海綿体──陰茎･･･外生殖器

精巣→精巣上体→精管→射精管→尿道─　＜･･･
　　　　　　　　　↑　　　／↑　↑
　　　　　　　　精嚢　／　前立腺　　　　　･･･内生殖器
　　←　左右一対　──→／射精管
　　　　　　　　　　　尿道球腺　＜･･･

(2)精巣と精巣上体

陰嚢	・後腹壁の皮膚の続きで、恥骨結合の下に垂れ下がる嚢	
精巣	・左右一対、陰嚢に存在　　・白膜に包まれ精子を産生する	
曲精細管	・内壁を精上皮に覆われ、精子形成の場となる	
精上皮	・精祖細胞→精母細胞→精娘細胞→精子細胞→精子が存在 ・精子形成ホルモンにより成熟する	
セルトリ細胞	・精上皮に点在し、精子に栄養を与える ・テストステロンにより機能促進	
間質細胞	・精細管の間質に存在＝ライディッヒ細胞 ・テストステロンを分泌	
精巣下降	・胎生後期(胎齢7～8か月)に鼠径管を通り陰嚢に入る	
精巣上体	・左右一対、陰嚢の中　　・成熟した精子の貯蔵庫	
輸精路	・精細管→精巣網→精巣輸出管→精巣上体管	

(3)精管と精嚢/前立腺、他

精管 走行順	・精巣上体管～尿道開口部の輸精管(約40cm、φ2～3mm) ・精巣後縁→浅鼠径輪→鼡径管→深鼠径輪→精管膨大部	
射精管	・精管の細い部分(精嚢との合流点より下方)　・前立腺を貫く	
精索	・精管、血管、神経を包む紐状組織　　・鼡径靭帯の上を通る	
精嚢	・精液を分泌する腺(粘稠性、アルカリ性の液体を分泌)	
前立腺	・精液を分泌する腺.　腺内を尿道、射精管が通過 ・直腸内指診で触知できる	
尿道球腺	・射精前に透明粘稠なアルカリ性の液を分泌　　・左右1対 ・前立腺の下方、尿生殖隔膜の中にある	カウパー腺
精子	・尾にミトコンドリアをつける　　・射精量→健常者で2～4mℓ	
精液	・アルカリ性　　・分泌は精嚢が2/3、前立腺(1/3)、尿道球腺	
海綿体	・陰茎海綿体(2本)　　・尿道海綿体(1本＝尿道を包む) ・海綿体は白膜に包まれる	

CHECK

	1	精子が貯えられるのはどこか？
*	2	精子を産生するのはどれ？　精嚢、精管、精巣上体、曲精細管、直精細管
	3	セルトリ細胞が存在するのはどこか？
	4	直腸から触れることができるのはどれか？　精巣上体、前立腺、膀胱、射精管、尿管
	5	精管について正しいのはどれか？　①精巣上体管から続く　②閉鎖管を通る ③左右合して射精管になる　④前立腺が開口する
*	6	前立腺で誤りはどれか？　①膀胱の下に位置する　②導管は尿道に開口する ③後を尿道が通る　④腹膜に覆われている　⑤腺組織の間に平滑筋が含まれる
*	7	誤っているのはどれか？　①精索は鼡径靭帯の上を通る　②精管は膀胱に開口する ③陰嚢の正中部には縫線がみられる　④尿道球腺は左右1対ある
	8	男性生殖器とその位置の組合せで正しいのはどれか？　①尿道球腺－骨盤隔膜 ②精巣上体－陰嚢　③精管－大腿輪　④射精管－尿道球
*	9	男性尿道の隔膜部に最も近いのはどれか？　精巣、肛門、尿道球腺、膀胱
*	10	男性ホルモンを分泌するのはどれか？ 精巣上体、ライディッヒ細胞、セルトリ細胞、精祖細胞、精子細胞、前立腺
	11	陰茎海綿体を包む膜組織は何か？
	12	正しいのはどれか？　①精管膨大部は陰嚢内にある　②精巣上体管は精管に連続する ③精管の長さ≒20cm　④精管は閉鎖孔を通る　⑤射精管は尿道海綿体内にある
	13	男性の生殖器で、テストステロンを分泌する細胞は何か？
	14	以下の器官を、精管が走行する順に正しく並べると、どうなるか？ 精巣後縁、鼠径管、精管膨大部、深鼠径輪、浅鼠径輪
	15	男性生殖器で正しいのはどれか？　①セルトリ細胞は精上皮の一部である　②精管は 鼠径管内を走行する　③精嚢は精子を貯蔵する　④前立腺は透明な液を分泌する
	16	射精に先立ちアルカリ性の液体を分泌する器官は何か？
	17	前立腺を貫く器官は何か？
	18	ヒトの精巣下降時期はおよそどの時期か？
	19	精液の成分を分泌しないのはどれか？　精嚢、陰茎海綿体、尿道球腺、前立腺

1 → 精巣上体	9 → 尿道球腺	16 → 尿道球腺
2 → 曲精細管（精上皮）	10 → ライディッヒ細胞	17 → 尿道と射精管
3 → 精巣の精上皮	11 → 白膜	18 → 胎齢7～8か月
4 → 前立腺	12 →②精巣～精管に連続する	19 → 陰茎海綿体、は分泌せず
5 →①精巣上体管から続く	13 → ライディッヒ（間質）細胞	
6 →③④:貫く、覆われない	14 →精巣後縁→浅鼠径輪→鼠径	
7 →②:正「→射精管→尿道」	管→深鼠径輪→精管膨大部	
8 →②精巣上体－陰嚢	15 →②精管は鼠径管内を～	

CHARGE

2) 女性生殖器

(1)構成

卵巣・・・→卵管 (卵管采→漏斗→膨大部→峡部→子宮部) →子宮→膣→膣前庭

↑腹腔内に開口

(2)卵巣

	卵巣	・卵子の産生を行う、女性ホルモンの内分泌器官	
	形体/形状	・左右一対の実質臓器で腹膜 (子宮広間膜) に包まれる	
		・楕円形、母指頭大	
		・卵巣提索 (骨盤壁) と固有卵巣索 (子宮壁) とで支持される	
	構造	・胚芽上皮、白膜、皮質、髄質	
	胚芽上皮	・卵巣表面を覆う腹膜	
	白膜	・胚芽上皮を裏打ちする強靭な線維性の膜	
	皮質	・種々の発達段階の卵胞が存在する	
	卵胞	・グラーフ卵胞→赤体 (排卵直後) →黄体→白体 (妊娠なし)	
		(成熟卵胞)　　　　　　　＊白体は月経直前に形成される	
		・グラーフ卵胞は卵胞ホルモン (エストロゲン) を分泌する	
		・妊娠黄体は黄体ホルモン (プロゲステロン) を分泌する	
	新生児	・新生児でも卵胞は存在する (約40万個)	
	髄質	・卵巣を養うための血管網が発達する	
	排卵	・成熟した卵胞が破れて、卵子が腹膜腔に排卵される	
	排卵の数	・思春期～閉経の約30年間に約400前後の卵子を排卵	
	閉鎖卵胞	・途中で発育を停止し萎縮した卵胞で、消失する	

(3)卵管

卵管	・受精を行う場	
形体	・卵子を子宮へ運ぶ輸精管→線毛運動、蠕動運動	
	・卵管の内腔は卵巣の近くで漏斗状に腹腔に開いて終る	
区分	・卵管采 (房状の突起)、漏斗、卵管膨大部	
卵管膨大部	・精子との受精が行われる	
構造	・単層線毛円柱上皮、筋層、漿膜 (子宮広間膜)	

※関連事項

鼡径管を通る器官	・男子→精管、精巣動脈、精巣静脈、精巣挙筋	
	・女子→子宮円索	

CHARGE

(4)子宮

	子宮	・受精卵を着床、着床後に胎盤を形成して胎児を育てる場	
		・骨盤の中央、**膀胱の後ろ直腸の前**に位置　・重さ≒50g	
	区分	**・子宮底部(天井部)→体部(上2/3)→頚部(下1/3)→膣部**	
	子宮膣部	・子宮頚の下端がまるく膣の中に突出する部分	
	固定	**・子宮広間膜(腹膜のヒダ)が包む**　・固有卵巣索、子宮円索	
	子宮円索	・子宮の**前傾/前屈を維持する**　・鼡径管を通る	
	構造	**・粘膜＝子宮内膜**(月経周期で厚さを変える、**表層は機能層**)	
		・筋層＝平滑筋　　漿膜＝子宮広間膜(=腹膜)	
	子宮腺	・管状の腺で、固有筋層内に深く落ち込む	
	増殖期	・エストロゲンの分泌により粘膜は増殖する	
	分泌期	・プロゲステロンの働きで、粘膜は肥厚維持→着床	
	月経期	・着床せず→粘膜(**機能層**)は脱落し出血→次の周期へ	

(5)胎盤

	胎盤	・胎児と母体の間の**物質交換の場**	
		・子宮体部に形成され、臍帯により胎児と連絡する	
	絨毛	・胎児側から樹枝状に増殖した栄養細胞の突起	
		・特殊な酵素を分泌して子宮内膜を溶かす→「血の海」	
	物質交換	・炭酸ガスと老廃物を捨て、酸素と栄養物を取り込む	
	基底 **脱落膜**	・胎盤の**母体部**で、子宮内膜につくられた血の海の底の部分	
		・分娩の際、膜の下層に隙間ができ、胎盤が脱落する	
	羊膜	・胎児の外/中胚葉からなる　**・胚盤の外肺葉から連続する袋**	
		・胎児を包み、中に羊水を入れる	

(6)膣と外陰部

	膣、位置	・交接器であり、産道でもある　**・尿道の後方**にある	
	膣の構造	・粘膜(重層扁平上皮)、筋層(内縦、外輪)、外膜	
	陰核	・外尿道口の前、**海綿体を芯にしてできる**	
		・尖端には知覚神経に富む亀頭がある	
	小陰唇	・左右一対の板状の皮膚のひだ	
	膣前庭	・小陰唇に囲まれた領域、両側に前庭球が埋まる	
	大前庭腺	・性的興奮により粘液分泌＝バルトリン腺、**左右一対**	
	大陰唇	・小陰唇の外側、皮膚の大きなひだ、脂腺や汗腺をもつ	
	男性との対比 女性[男性]	・陰核[陰茎]、前庭球[尿道海綿体]、**大陰唇[陰嚢]**、 **大前庭腺[尿道球腺]**	

CHECK

1	幼児の卵巣に存在するのはどれか？　卵胞、赤体、黄体、白体	
* 2	卵巣で誤っているのはどれか？　①腹膜後器官である　②女性ホルモンを分泌する ③種々の卵胞がみられる　④実質臓器である　⑤間膜を持つ　⑥排卵は腹腔にされる	
3	卵巣で誤りは？　腹膜に包まれる、中腔性臓器である、卵胞が存在する	
4	女性ホルモンを分泌する器官は何か？	
5	尿道に開口しないのはどれか？　前立腺、射精管、大前庭腺、尿道球腺	
6	正しい記述はどれか？　①子宮は膀胱の前に位置する　②子宮筋層は横紋筋である ③子宮体の表面の大部分は腹膜に覆われる　④子宮円索は鼡径靭帯の下を通る	
7	卵胞が変化する過程において、プロゲステロンを分泌するのは何か？	
8	子宮について正しいのは？　①子宮底部は膣につながる　②子宮広間膜に包まれる ③子宮円索によって骨盤壁に固定される　④子宮動脈は外腸骨動脈の枝である	
9	正常妊娠で胎盤が形成されるのは？　子宮底部、子宮体部、子宮頚部、子宮膣部	
10	子宮に直接つながっていないのはどれか？　卵巣、子宮広間膜、子宮円索、卵管	
11	卵管の上皮の種類は何か？	
* 12	女性の器官で、受精が行われるのはどの部位か？	
* 13	成人の内腔で腹膜腔に直接開口しているのは？　精管、精巣鞘膜腔、卵管、子宮	
14	子宮について正しい記述はどれか？　①子宮頚管は卵管につながる ②子宮底で膣につながる　③膀胱の後方に位置する　④子宮筋層は横紋筋からなる	
* 15	鼡径管を通らないのはどれか？　精管、精巣動脈、卵巣動脈、子宮円索	
16	卵管上皮はどれか？　線毛上皮、移行上皮、単層立方上皮、単層扁平上皮	
17	鼠径管を通過するのはどれか？　子宮円索、臍動脈索、卵巣提索、固有卵巣索	
* 18	子宮で正しいのはどれか？　①子宮前面は恥骨結合に接する　②壁には横紋筋がある ③子宮頚は膣に包まれる　④後屈している　⑤子宮粘膜で脱落するのは基底層である	
* 19	尿道が貫通または開口しないのは？　前立腺、尿生殖隔膜、陰茎海綿体、膣前庭	
* 20	鼠径管を通らないのはどれか？　精管、卵管、精巣動脈、子宮円索	
21	前から後へ正しい順序に並んでいるのはどれか？　①膀胱-子宮-直腸 ②膀胱-直腸-子宮　③子宮-膀胱-直腸　④膣-膀胱-直腸　⑤子宮-直腸-膀胱	

1 → 卵胞	9 → 子宮体部	17 → 子宮円索
2 →①：腹膜後器官は誤り	10 → 卵巣、はつながらない	18 →③子宮頚は膣に〜
3 → 中腔でなく実質臓器	11 → 単層線毛円柱上皮	19 → 陰茎海綿体
4 → 卵巣	12 → 卵管膨大部	20 → 卵管
5 → 大前庭腺	13 → 卵管	21 →①膀胱-子宮-直腸
6 →③子宮〜腹膜に覆われる	14 →③膀胱の後方に位置〜	
7 → 黄体	15 → 卵巣動脈、は通らない	
8 →②子宮広間膜に〜	16 → 線毛上皮	

CHECK

1	正しいのはどれか？ ①卵細胞は黄体の中にある ②卵巣の表面は白膜で覆われる ③卵巣は卵巣提索と固有卵巣索とで支持される ④黄体が退縮すると赤体になる ⑤黄体ホルモンは卵胞膜から分泌される ⑥卵巣は卵管と連結している	
2	子宮で誤っているのはどれか？ ①外側面に広間膜がみられる ②前傾後屈する ③前面は膀胱に接する ④子宮動脈は内腸骨動脈の枝である ⑤筋層は3層である	
3	月経直前に形成されているのはどれか？ 一次卵胞、成熟卵胞、黄体、白体、赤体	
4	女男の対比において相当する組合せで誤っているのはどれか？ ①大陰唇－陰嚢 ②陰核－陰茎 ③子宮－精嚢 ④大前庭腺－尿道球腺 ⑤前庭球－尿道海綿体	
5	人の授精は通常どの部位で行なわれるか？	
6	子宮で正しいのはどれか？ ①前傾後屈である ②子宮広間膜は子宮頸から恥骨後面に至る ③子宮内膜の表層は機能層である ④子宮筋層は横紋筋である	
7	ゲロータ筋膜に包まれるのはどれか？ 副腎、脾臓、膵臓、卵巣、精巣	
8	卵巣で正しいのはどれ？ ①排卵が行われる部位を卵巣門という ②原始卵胞は全て成熟卵胞になる ③排卵の際に卵子は卵管内に放出される ④黄体は排卵後に形成される ⑤卵巣動脈は内腸骨動脈の枝である ⑥性成熟期では発育中の卵胞がみられる	
9	女性生殖器で正しいのは？ ①子宮を包む腹膜は両側で子宮広間膜に続く ②子宮は後傾後屈を示す ③卵巣提索は子宮と卵巣を結ぶ ④卵管の内側端を卵管采という	
10	正しいのは？ ①子宮膀胱窩をダグラス窩という ②子宮上端部を子宮頸部という ③卵子は卵管采から取り込まれる ④卵子は黄体内で成熟する	
11	正しいのは？ ①子宮円索は鼠径管を通る ②子宮頸部は子宮広間膜に覆われる ③黄体は子宮内膜で形成される ④卵胞は卵管膨大部で成熟する	
12	正しいのはどれか？ ①内子宮口は膣に開口する ②子宮円索は鼠径管を通る ③卵管の外側端は卵巣に密着している ④卵巣動脈は固有卵巣索の内部を通る	
13	プロゲステロンを分泌するのはどれか？ 二次卵胞、グラーフ卵胞、黄体、白体	
14	母親の細胞で構成されるのはどれか？ 羊膜、基底脱落膜、絨毛膜、卵黄嚢	

1 →③卵巣は〜支持される	9 →①子宮を包む腹膜は〜	
2 →②:正「前傾前屈する」	10 →③卵子は卵管采から〜	
3 → 白体	11 →①子宮円索は鼠径管〜	
4 →③:「子宮-精嚢」は誤り	12 →②子宮円索は鼠径管〜	
5 → 卵管膨大部	13 → 黄体	
6 →③子宮内膜の表層は〜	14 → 基底脱落膜	
7 → 副腎		
8 →④と⑥		

CHARGE

6. 内分泌系

1) 分泌腺の分類

外分泌腺	・導管を持ち分泌物を体外に放出する	
内分泌腺	・**分泌物＝ホルモン**、を直接**血管内**に放出し 血流を介して**標的器官**に作用させる ・ホルモンは代謝、発育、生殖などの**生体調節機能**をもつ	
内分泌系	・**下垂体、松果体、甲状腺、上皮小体、副腎、膵臓、** 精巣、卵巣	

2) 下垂体

位置	・視床下部にぶら下がり、蝶形骨の**トルコ鞍**に収まる	
形状	・小指頭大で楕円形.　重さ≒0.5g	
下垂体前葉	・**毛細血管に富む**ため赤褐色にみえる	
下垂体後葉	・**無髄神経線維が入り込む**ため灰白色にみえる	

(1) 下垂体前葉・・・**下垂体の前方に位置する**・・・**腺性下垂体**

酸好性細胞	・成長ホルモン、プロラクチンを分泌＝α細胞	
塩基好性 　　細胞	・TSH（**甲状腺**刺激ホルモン）、 　**性腺刺激ホルモン**を分泌＝β細胞	
色素嫌性細胞	・ACTH（**副腎皮質**刺激ホルモン）を分泌	
分泌経路	・視床下部漏斗系→下垂体門脈系→下垂体静脈→全身	
漏斗系	・隆起核、下垂体動脈から分枝する毛細血管	
門脈系	・下垂体門脈、前葉の分泌腺を取り巻く一連の毛細血管 ・**視床下部**（第1次毛細血管網）→下垂体門脈（静脈）→ 　→**前葉**（第2次毛細血管網）	

(2) 下垂体後葉＝視床下部下垂体・・・**神経性下垂体**

後葉ホルモン	・**バゾプレッシン**、オキシトシン ・視床下部の視索上核、室傍核で産生される	
分泌経路	・室傍核/視索上核→軸索→下垂体後葉毛細血管→全身	

3) 松果体

位置	・**間脳の背面、第3脳室上壁**	
形体	・松の実状、小豆大（0.2g）　　・**神経組織よりなる**	
作用	・性腺の早期発育を抑制　　・**メラトニンを分泌**	
脳砂	・不要後に**石灰沈着**する	

104

CHARGE

4) 甲状腺

	位置	・気管の上部、甲状軟骨の下部から**輪状軟骨を取り巻く** ・後面は食道に接する	
	形状	・前面から見るとU字あるいはH字. 重さ≒18g ・**右葉と左葉に分けられ、濾胞細胞が無数にある**	
	濾胞細胞	・サイロキシン、トリヨードサイロニンなどを分泌	
	傍濾胞細胞	・**カルシトニンを分泌→血中Ca濃度を低下する**	

5) 上皮小体

	位置	・**甲状腺の背面に位置する(近接している)**	
	形状	・米粒大で上下一対、計4個ある	
	作用	・パラソルモンを分泌→血中Ca濃度を上昇させる	

6) 副腎(腎上体)

	位置	・**腎臓の上に乗る** ・腎臓と共通の脂肪被膜、**ゲロタ筋膜に包まれる**	
	形状	・偏平な三角形、腹膜後器官	
	区分	・**皮質**(表層)、**髄質**(中心部)	
	皮質	・中胚葉性　・腹膜上皮に由来する　・3層に分けられる ・**ステロイドホルモンを分泌する**	
	球状帯	・電解質コルチコイド(アルドステロン)を分泌	
	束状帯	・糖質コルチコイド(コルチゾール)を分泌	
	網状帯	・髄質を取り囲む　・男性ホルモン(アンドロゲン)を分泌	
	髄質	・皮質(網状帯)に囲まれる　・クロム親性細胞 ・交感神経と同組織から発生/分化(**外胚葉性**) 　→交感神経節前線維が多く分布する ・カテコールアミン、主に**アドレナリンを分泌**	

7) ランゲルハンス島(膵島)

	位置	・**ランゲルハンス島は、膵臓、特に膵尾部に多く存在**	
	区分	・α細胞(約20%)、β細胞(約70〜80%)、δ細胞	
	α細胞	・グルカゴンを分泌→血糖値は上昇	
	β細胞	・**インスリンを分泌**→血糖値は低下	
	δ細胞	・ソマトスタチン分泌→インスリン、グルカゴンの分泌調節	

CHECK

	1	上皮小体が存在するのはどの位置か？
	2	正しい記述はどれか？　①上皮小体には傍濾胞細胞がある ②下垂体前葉では門脈系が形成される　③副腎皮質には5層の細胞配列が認められる ④セルトリ細胞は男性ホルモンを分泌する　⑤副腎はリンパ性器官である
	3	内分泌腺の特徴はどれか？　①導管がみられる　②分泌腺は標的器官に隣接する ③ホルモンを分泌する　④神経性調節より速やかに作用する
	4	副腎について正しいのはどれか？　①後面は腹膜に覆われる　②内胚葉性の器官である　③上腸間膜動脈の枝が分布する　④網状帯が髄質を取り囲んでいる
	5	下垂体前葉に血液を注ぐ脈管系組織は何か？
	6	内分泌について正しい記述はどれか？　①甲状腺は甲状軟骨に包まれている ②上皮小体は甲状腺の前面にある　③下垂体の後葉は神経性下垂体とも呼ばれる ④男性ホルモンは前立腺から分泌される　⑤アドレナリンは副腎皮質から分泌される
*	7	内分泌腺について誤っているのはどれか？　①下垂体前葉は神経性下垂体と呼ばれる ②副腎髄質は外胚葉に由来する　③膵臓の内分泌細胞で一番多いのはβ細胞である ④上皮小体は甲状腺の背面にある　⑤甲状腺の後面は食道に接する
	8	誤っている記述はどれか？　①甲状腺の傍濾胞細胞からカルシトニンが分泌される ②松果体は神経組織から構成される　③下垂体後葉には神経細胞の軸索がみられる ④下垂体には門脈系が構成される　⑤副腎皮質の細胞はクロム親和細胞と呼ばれる
	9	副腎について正しい記述はどれか？　①間膜がある　②皮質は腹膜上皮に由来する ③髄質からアルドステロンが分泌される　④副腎からのホルモンは門脈に分泌される
	10	下垂体について正しいのはどれか？　①第4脳室底部に突出する ②腺性下垂体は前方に位置する　③神経性下垂体は咽頭に由来する ④下垂体ホルモンは下垂体門脈系により標的器官に達する
	11	甲状腺について正しいのはどれか？　①中胚葉に由来する ②上甲状腺動脈は外頸動脈の枝である　③下甲状腺静脈は鎖骨下静脈に流入する ④傍濾胞細胞から出るホルモンは血中カルシウム濃度を上げる

1 → 甲状腺の背面	9 →②皮質は腹膜上皮に～	
2 →②下垂体前葉では～	10 →②腺性下垂体は前方～	
3 →③ホルモンを分泌する	11 →②上甲状腺動脈は～	
4 →④網状帯が髄質を～		
5 → 下垂体門脈系		
6 →③下垂体後葉は神経～		
7 →①：正「下垂体後葉は～」		
8 →⑤：正「副腎髄質の細胞」		

CHECK

1	インスリン分泌細胞は膵島細胞のおよそ何%を占めるか？	
2	下垂体門脈系で（　）に入るのは？（　）で毛細血管となり、（　）で再び毛細血管になる	
＊	3	カルシトニンを分泌するのは、どの内分泌腺の、どの細胞であるか？
＊	4	下垂体前葉ホルモンが直接作用するのはどれか？ 膵臓、松果体、上皮小体、甲状腺、副腎髄質、脾臓
5	小胞（濾胞）を形成するのはどれか？　下垂体前葉、卵巣、甲状腺、副腎皮質、膵島	
6	メラトニンを分泌するのはどれか？　甲状腺、上皮小体、精巣、松果体、副腎皮質	
7	下垂体後葉で正しいのはどれか？　①皮質と髄質とからなる　②腺細胞からなる ③下垂体門脈につながる　④神経内分泌系である　⑤カテコールアミンを分泌する	
8	副腎において電解質コルチコイドを分泌するのは、どの部位であるか？	
9	ホルモンで誤っているのはどれか？　①生体調整機能を持つ　②標的器官をもつ ③血液中に分泌される　④消化酵素を含む　⑤外分泌腺は導管をもつ	
10	機能上、支配関係にあるのはどれか？　①下垂体後葉－松果体　②松果体－膵島 ③甲状腺－上皮小体　④下垂体前葉－副腎皮質　⑤腎上体－ランゲルハンス島	
11	近接している内分泌器官の組合せで正しいのはどれか？　①下垂体－松果体 ②甲状腺－上皮小体　③副腎－膵臓　④腎臓－卵巣	
12	膵島の分布で正しいのはどれか？　①膵臓の頭部に多い　②膵臓の体部に多い ③膵臓の尾部に多い　④膵臓全体に一様に分布する　⑤膵臓の周辺に分布する	
13	下垂体後葉ホルモンは？　成長ホルモン、プロラクチン、黄体形成ホルモン、バゾプレッシン	
14	副腎で正しいのはどれか？　①髄質からステロイドホルモンが分泌される　②腎門部に 位置する　③断面は円形を呈する　④皮質は3層に分けられる	
15	下垂体ホルモンの支配下にないのはどれか？　甲状腺、上皮小体、副腎、精巣	
16	インスリンを分泌する器官は何か？	
17	門脈系をもつのはどれか？　松果体、下垂体、甲状腺、上皮小体、副腎	
18	副腎で正しいのはどれか？　①腹腔内に位置する　②髄質は外胚葉に由来する ③髄質は副交感神経節に相当する　④副腎静脈は奇静脈へ流入する	

1 → 約70%を占める	9 →④：消化酵素はもたない	17 → 下垂体
2 → 視床下部、前葉	10 →④下垂体前葉－副腎～	18 →②髄質は外胚葉に～
3 → 甲状腺の傍ろ胞細胞	11 →②甲状腺－上皮小体	
4 → 甲状腺	12 →③膵臓の尾部に多い	
5 → 甲状腺	13 → バゾプレッシン	
6 → 松果体	14 →④皮質は3層に分けられる	
7 →④神経内分泌系である	15 → 上皮小体	
8 → 皮質球状帯	16 → 膵臓/ランゲルハンス島B細胞	

第6章　神経系

1.神経系の構成

1）神経の体系

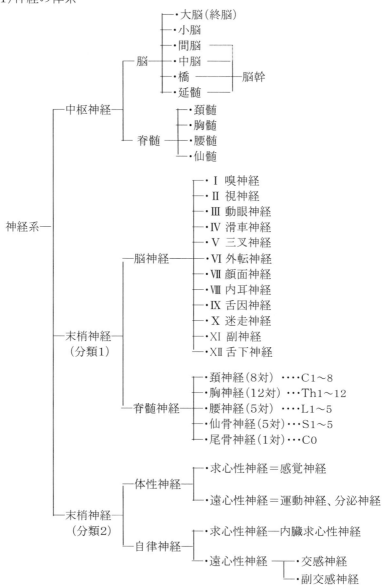

神経系 — 中枢神経 — 脳 — ・大脳（終脳）
・小脳
・間脳
・中脳
・橋 — 脳幹
・延髄

脊髄 — ・頚髄
・胸髄
・腰髄
・仙髄

末梢神経（分類1） — 脳神経 — ・Ⅰ 嗅神経
・Ⅱ 視神経
・Ⅲ 動眼神経
・Ⅳ 滑車神経
・Ⅴ 三叉神経
・Ⅵ 外転神経
・Ⅶ 顔面神経
・Ⅷ 内耳神経
・Ⅸ 舌因神経
・Ⅹ 迷走神経
・Ⅺ 副神経
・Ⅻ 舌下神経

脊髄神経 — ・頚神経（8対）‥‥C1〜8
・胸神経（12対）‥‥Th1〜12
・腰神経（5対）‥‥L1〜5
・仙骨神経（5対）‥‥S1〜5
・尾骨神経（1対）‥‥C0

末梢神経（分類2） — 体性神経 — ・求心性神経＝感覚神経
・遠心性神経＝運動神経、分泌神経

自律神経 — ・求心性神経—内臓求心性神経
・遠心性神経 — ・交感神経
・副交感神経

2) 神経の一般

(1)神経組織

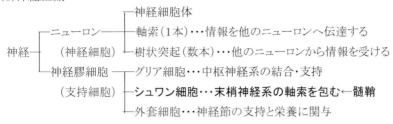

(2)神経の一般

神経組織	・神経細胞＋神経膠細胞(支持細胞)	
神経細胞	・**ニューロン**(神経元)＝神経細胞体＋突起	
神経膠細胞	・神経細胞の支持、栄養、代謝を担う	
	・中枢神経→**グリア細胞**	
	・末梢神経→**シュワン細胞**、外套細胞	
神経の再生	・**神経細胞体は再生しない**.　神経線維は修復可能	

中枢神経	・脳、脊髄・・・情報の統合、末梢への興奮の伝達	
灰白質	・神経細胞体が集まる	
	ex.大脳皮質、小脳皮質、脊髄中心部	
白質	・神経線維が多く集まる	
	ex.大脳髄質、小脳髄質、脊髄の辺縁	
神経核	・中枢神経に存在する神経細胞体の集まり	
	ex.大脳基底核、赤核、視索上核	

末梢神経	・脳神経、脊髄神経、自律神経系	
髄鞘	・軸索の周囲を巻くリポ蛋白→ミエリン	
神経節	・末梢神経に存在する神経細胞体の集まるところ	
	ex.脊髄神経節、交感神経節、膝神経節	
シナプス	・ニューロンの興奮を他のニューロンに伝達する接続部	
求心性神経	・末梢からの情報を中枢へ伝達する＝感覚性神経	
遠心性神経	・中枢からの興奮を末梢の効果器に伝える	
	①運動神経：筋の運動を支配	
	②分泌神経：腺の分泌を支配	

CHARGE

2.中枢神経系

1)脊髄

(1)外景

位置	・第1頸椎～第1・2腰椎の高さ、脊柱管内にある		
形状	・円柱形　　　・長さ≒40cm（脊柱管より短い） ・太さ≒1cm前後（膨大部があり、太さは均等ではない）		
区分	・頸髄、胸髄、腰髄、仙髄		
膨大	・頸膨大→上肢の支配神経　　・腰膨大→下肢の支配神経		
脊髄円錐	・脊髄の下端．終糸となり尾骨に付着する		
馬尾	・脊髄より下、脊柱管内を下降する神経線維 ・下方に位置する椎間孔に向かい、箒状束をなす		
表面の溝	・前正中裂（深い）、後正中溝、前外側溝、後外側溝		

(2)内景

灰白質	・脊髄の中心部のH状　　・神経細胞体が密集		
前角	・運動性の神経細胞体が密集（前角細胞）		
側角	・主に自律神経の交感神経性の細胞体が密集		
後角	・感覚性の神経細胞体が密集		
中心管	・脳脊髄液を満たし、脳室と交通する		
白質	・脊髄の辺縁　　・神経線維が縦走し、中枢と連絡		
前索	・前外側溝から前の白質部		
側索	・前外側溝と後外側溝の間の白質部　　・錐体路が通る		
後索	・後外側溝から後ろの白質部		

(3)脊髄神経

概要	・分節性で31対あり、脊髄から前根と後根がでる ・運動性と感覚性が合して脊髄神経となる（混合性） ・頸神経（8対）、胸神経（12対）、腰神経（5対）、 　仙骨神経（5対）、尾骨神経（1対）		
ベルマジャン ディーの法則	・前根（前外側溝）は遠心性神経が（交感神経も）通る ・後根（後外側溝）は求心性神経が通り、脊髄神経節がある		
枝	・前根と後根は椎間孔を出て合流し前枝と後枝を成す		
前枝	・頸神経叢、腕神経叢、腰神経叢、仙骨神経叢 ・支配領域は後枝より広い		
後枝	・背部の皮膚、脊柱起立筋に分布する　　ex.大後頭神経		

CHECK

*	1	誤っているのはどれか？　①頸神経は7対である　②胸神経は12対である ③腰神経は5対である　④仙骨神経は4対である　⑤尾骨神経は1対である
	2	皮膚の部位と支配する脊髄神経の高さについて正しい組合せはどれか？ 乳頭-第2胸神経、剣状突起-第5胸神経、臍-第10胸神経、鼠径溝-第1仙骨神経
*	3	正しいのはどれか？　①灰白質には神経線維束が多い　②自律神経線維は前根を 通る　③後角には運動神経細胞が集まっている　④脊髄円錐は仙骨の高さにある
*	4	末梢神経の髄鞘形成に関与するのはどれか？ 外套細胞、神経細胞、シュワン細胞、神経膠細胞
	5	中枢神経系について正しい記述はどれか？　①星状膠細胞は血球に由来する ②神経線維の集っているところを白質という　③シュワン細胞が髄鞘形成に当たる ④脊髄後根は運動神経線維である　⑤神経膠細胞の数は神経細胞の数とほぼ等しい
	6	脊髄神経で正しいのはどれか？　①全部で25対ある　②脊髄神経節は前根にある ③第5頸神経は第4頸椎の下から出る　④腰神経には副交感神経線維が含まれる
*	7	脊髄神経の後枝はどれか？　大後頭神経、鎖骨上神経、 横隔神経、正中神経、肋間神経、大腿神経、坐骨神経
	8	運動神経細胞が分布するのは？　脊髄前角、脊髄後角、脊髄神経節、交感神経節
*	9	成人の脊髄で正しいのはどれか？　①脊柱管とほぼ同じ高さである ②全長にわたり太さは一定である　③前角に運動神経細胞が存在する ④白質は中心部に存在する　⑤脊髄神経の前枝は後枝に比べ支配領域が狭い
	10	脊髄で交感神経の神経細胞が存在するのはどの部位か？
	11	神経終末に含まれるのはどれか？　髄鞘、粗面小胞体、ゴルジ装置、シナプス小胞
	12	椎間孔にあるのはどれか？　脊髄、馬尾、脊髄神経節、交感神経幹
*	13	脊髄で運動神経細胞が存在するのはどれか？　前角、後角、側角、前索、後索、側索
	14	脊髄神経とその数との組合せで正しいのはどれか？　①頸神経－8対 ②胸神経－13対　③腰神経－4対　④仙骨神経－3対　⑤尾骨神経－2対

1 →①と④：正「頸-8、仙-5」	9 →③前角に運動神経～	
2 → 臍-第10胸神経	10 → 側角	
3 →②自律神経線維は前～	11 → シナプス小胞	
4 → シュワン細胞	12 → 馬尾	
5 →②神経線維～白質と～	13 → 前角	
6 →③第5頸神経～	14 →①頸神経－8対	
7 → 大後頭神経		
8 → 脊髄前角		

CHARGE

2)脳

(1)脳幹

	構成	·**延髄、橋、中脳**、(間脳)	

(2)延髄

	機能	·生命維持に重要	
	位置	·**脊髄の上に続く**、脳の最下部、斜台に乗る	
	錐体	·延髄前部の錐体状の高まり	
	錐体交叉	·錐体路が交叉する	
	オリーブ	·錐体の外側、楕円状の隆起　　·**オリーブ核がある**	
	第4脳室	·菱形窩と小脳の間にあり、脳脊髄液に満たされる	
	脳神経	·IX舌咽神経、X迷走神経、XI副神経、XII舌下神経が出る	
	脳神経核	·舌咽神経核、**迷走神経核**、副神経核、舌下神経核	
	網様体	·中脳～延髄にある　　·軸索と神経細胞体の網状の構造 ·大脳/小脳/脊髄と投射する	

(3)橋

	機能	·延髄とともに生命維持に重要	
	位置	·**延髄の上に続き**、斜台の背側上部に乗る	
	脳神経	·V三叉神経、VI外転神経、VII顔面神経、VIII内耳神経	
	橋背部	·**三叉神経核、外転神経核**、顔面神経核、内耳神経核	
	橋底部	·錐体路、橋核小脳路、脳底動脈が通る	

(4)中脳

	機能	·姿勢反射中枢、眼の運動に関する中枢など	
	位置	·橋の前上方に続く　　·大脳/小脳に隠れて見えない	
	区分	·**大脳脚**、中脳蓋、被蓋	
	大脳脚	·左右の太い線維束で、錐体路、錐体外路が通る	
	中脳蓋	·四丘体＝左右一対の上丘、下丘	
	上丘	·視覚の反射に関与＝**視蓋**	
	下丘	·聴覚の反射に関与	
	被蓋	·**赤核、黒質**(パーキンソン病)、**動眼神経核**、滑車神経核	
	脳神経	·III動眼神経、IV滑車神経	
	中脳水道	·脳室系	

CHARGE

(5)間脳

位置	・中脳と大脳半球の間にあり、**第3脳室を挟む**	
区分	**・視床、視床下部**	

①視床

機能	**・感覚性ニューロンの中継核**　**・灰白質塊**	
位置	・間脳の上部、後部で4/5を占める	
区分	**・外側膝状体、内側膝状体**	
外側膝状体	**・視覚**の中継点　　・視神経(視索)が入る	
内側膝状体	・聴覚の中継点	
視神経交叉	・視床の下前面にある　(＝**視交叉**)	
松果体	・視床上部、第3脳室の後壁にある	

②視床下部

機能	・自律機能の最高中枢 ・体温調節中枢、摂食中枢、摂水中枢	
位置	・視床の前下部	
区分	・漏斗、室傍核、視索上核、隆起核、下垂体	
下垂体	**・視床下部の下面にあり、視神経交叉の後方に位置する** ・腺下垂体、神経下垂体	
腺下垂体	**・前葉と中葉** **・下垂体門脈系により視床下部と血流を介して連絡**	
神経下垂体	・後葉　・視索上核や室傍核から神経線維を直接受ける	

(6)小脳

機能	**・平衡**と運動**の調節**、随意筋の運動協調 ・筋緊張の調節、**姿勢保持**	
位置	・延髄、橋の背側	
区分	・小脳半球(左右)、小脳虫部(小脳半球に挟まれる)	
小脳皮質	・小脳の表皮を覆う灰白質＝神経細胞体が密集 ・分子層、プルキンエ細胞層、顆粒層からなる	
小脳**髄質**	・小脳深層の**白質**＝神経線維が集束	
小脳外景	・小脳溝、小脳回	
小脳内景	・小脳脚(上、中、下)	
小脳核	**・歯状核**、栓状核、球状核、室頂核　・**髄質**中の灰白質	

CHARGE

(7)大脳半球（終脳）

①機能局在

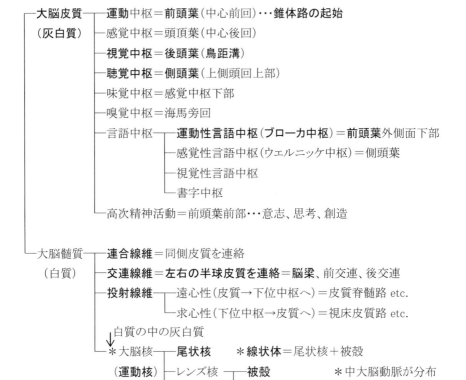

- 大脳皮質 ─── 運動中枢＝**前頭葉**（中心前回）···**錐体路の起始**
  （灰白質） ─ 感覚中枢＝頭頂葉（中心後回）
  ─── **視覚中枢＝後頭葉**（鳥距溝）
  ─── **聴覚中枢＝側頭葉**（上側頭回上部）
  ─ 味覚中枢＝感覚中枢下部
  ─ 嗅覚中枢＝海馬旁回
  ─ 言語中枢 ─── **運動性言語中枢**（**ブローカ中枢**）＝前頭葉外側面下部
    ─ 感覚性言語中枢（ウェルニッケ中枢）＝側頭葉
    ─ 視覚性言語中枢
    ─ 書字中枢
  ─ 高次精神活動＝前頭葉前部···意志、思考、創造

- 大脳髄質 ─── **連合線維**＝同側皮質を連絡
  （白質） ─ **交連線維＝左右の半球皮質を連絡**＝脳梁、前交連、後交連
  ─ 投射線維 ─── 遠心性（皮質→下位中枢へ）＝皮質脊髄路 etc.
    ─ 求心性（下位中枢→皮質へ）＝視床皮質路 etc.
  ↓ 白質の中の灰白質
  ─ ＊大脳核 ─── **尾状核**　＊線状体＝尾状核＋被殻
    （運動核） ─ レンズ核 ─── **被殻**　　＊中大脳動脈が分布
      ─ 淡蒼核（**淡蒼球**）
    ─ 前障
    ─ 扁桃核

②大脳

区分	・大脳皮質（灰白質）、髄質（白質）、左右に半球	
大脳縦裂	・左右の大脳半球を分ける深い裂け目	
大脳溝	・**中心溝**（前頭葉と頭頂葉を分ける）、頭頂後頭溝、**外側溝**（前頭葉と側頭葉を分ける）、鳥距溝	
大脳回	・溝と溝の間の隆起. 中心前回、中心後回 etc.	
大脳葉	・前頭葉（表面積最大≒40％）、側頭葉、頭頂葉、後頭葉	
大脳辺縁系	・海馬、海馬旁回、**嗅球**、帯状回、歯状回、脳弓 etc.	
内包	・視床、レンズ核、尾状核で囲まれる白質部（**大脳髄質**）	
中大脳動脈	深部に分布、出血/梗塞を起こしやすい（レンズ核線条体動脈）	

CHARGE

3)脳室系

*経路＝側脳室→室間孔→第3脳室→中脳水道→第4脳室→中心管

側脳室 ↓	・左右**大脳半球の内部**にあり、対を成す ・**側脳室前角は前頭葉に位置する**	
室間孔 ↓	・**側脳室と第3脳室を連絡**する	
第3脳室 ↓	・左右の**間脳**（視床と視床下部）**に挟まれる**	
中脳水道↓	・中脳内部にあり、第3脳室と第4脳室を連絡する	
第4脳室 ↓	・**橋、延髄、小脳に挟まれる**　　　・**クモ膜下腔と連絡する** ・第4脳室の上半分は小脳が位置する	
中心管　－	・第4脳室から続く、延髄下部および脊髄内 ・脊髄灰白質の中心に位置し、脊髄円錐で終室を作る	

4)髄膜と脳脊髄液

(1)髄膜　*脳、脊髄は3枚の結合組織の膜(外/**硬膜→クモ膜→軟膜**/内)に包まれる

①硬膜

脳**硬膜**	・**外葉**（骨膜）、**内葉**（狭義の硬膜）**の2葉**が大部分で癒合	
硬膜静脈洞	・外葉と内葉が分れ、静脈血を入れる	
大脳鎌	・大脳縦裂内に突出する硬膜ヒダ　・脳の固定に役立つ ・**左右の大脳半球の間**にあり、上縁に硬膜静脈洞がある	
小脳鎌	・左右小脳半球の間に入る小さな硬膜ヒダ　・脳の固定	
小脳テント	・**小脳と後頭葉の間に水平に入り込む硬膜ヒダ**・脳の固定 ・**テント切痕＝小脳テントの開口部**	
硬膜下腔	・硬膜とクモ膜の間の狭い間隙　・リンパ液で満たされる	
脊髄硬膜	・脂肪組織と血管を満たす　・第2仙椎の高さで終わる	

②クモ膜と軟膜

クモ膜	・硬膜の内側にあり、血管を欠く薄い膜	
クモ膜下腔	・クモ膜と軟膜の間にあり、脳脊髄液で満たされる ・**第4脳室**（正中口、左右の外側口）**と交通**	
クモ膜顆粒	・上矢状静脈洞に突起しているクモ膜の突起 ・**脳脊髄液を硬膜静脈洞内に吸収する**	
軟膜	・脳/脊髄の表面に密着する薄い膜	

(2)脳脊髄液

生成/分泌	・**脈絡叢**（側脳室、第3脳室、第4脳室）**で生成、分泌**	
吸収	・**クモ膜顆粒で吸収**される	

CHECK

*	1	赤核がみられるのはどれか？ 大脳、中脳、小脳、間脳、延髄
*	2	灰白質でできているのはどれか？ 内包、視床、大脳脚、脳梁、小脳髄質
*	3	大脳の領野と脳葉との組み合わせで正しいのはどれか？
		体性感覚野－側頭葉、嗅覚野－前頭葉、視覚野－後頭葉、聴覚野－頭頂葉
	4	大脳基底核に含まれないのはどれか？ 扁桃体、黒質、淡蒼球、被殻、尾状核
*	5	左右の大脳半球を結ぶ線維群を何というか？
	6	前頭葉にあるのはどれか？ 運動野、視覚野、体性感覚野、感覚性言語野、聴覚野
*	7	脳梁を構成する線維は何か？
*	8	中脳にみられるのはどれか？ 視床、被蓋、脳弓、脳梁、錐体、上丘
*	9	下垂体が位置するのはどこか？
	10	橋に在る核は？ 副神経核、動眼神経核、滑車神経核、外転神経核、舌下神経核
	11	ヒトの大脳において、最も表面積が大きい葉は何か？
	12	小脳で正しいのはどれか？ ①小脳は間脳の背面にある ②小脳皮質は白質である
		③小脳核は皮質にある ④下小脳脚は中脳と連絡する ⑤歯状核などが存在する
	13	中枢神経の部位と機能の組合せで正しいのはどれか？ ①視床－内分泌機能の調節
		②中脳－体温の調節 ③小脳－平衡機能の調節 ④延髄－情動行動の調節
	14	脳幹で正しいのはどれか？ ①小脳は脳幹に含まれる ②延髄には四丘体がある
		③中脳には孤束核がある ④オリーブ核は錐体路に関与する ⑤橋は脳幹に含まれる
	15	小脳にみられるのはどれか？ オリーブ、黒質、赤核、歯状核、扁桃核
	16	側頭葉にみられるのはどれか？ 運動野、視覚野、体性感覚野、聴覚野、嗅覚野
	17	内包が通るのは次のどの間か？ 尾状核、レンズ核、淡蒼球、被殻、前障、島
	18	硬膜で正しいのはどれか？ ①硬膜静脈洞は硬膜の内側に形成される ②硬膜は2葉
		からなる ③小脳鎌は大脳と小脳の境となる ④硬膜外腔は脳脊髄液により満たされる
	19	錐体路が通過するのはどれか？ 脳梁、後索、橋被蓋、内包
*	20	脳室系で正しい記述はどれか？ ①室間孔は左右の側脳室をつなぐ
		②中脳水道には脈絡叢がある ③第3脳室は左右の間脳の間にある
		④第4脳室は硬膜下腔に開口する ⑤脳脊髄液は脈絡叢で吸収される

1 → 中脳	9 → 間脳下部、トルコ鞍の中	17 → 尾状核とレンズ核の間
2 → 視床	10 → 外転神経核	18 →②硬膜は2葉からなる
3 → 視覚野－後頭葉	11 → 前頭葉	19 → 内包
4 → 黒質、は中脳に属す	12 →⑤歯状核などが存在する	20 →③第3脳室は～
5 → 脳梁（交連線維）	13 →③小脳－平衡機能の～	
6 → 運動野	14 →⑤橋は脳幹に含まれる	
7 → 交連線維	15 → 歯状核	
8 → 被蓋と上丘	16 → 聴覚野	

CHECK

*	1	中心溝が境界となる大脳の葉は、どの葉とどの葉か？
*	2	脳幹で錐体交叉があるのはどこか？
*	3	脳幹を構成する脳の名称は何か？
	4	脳脊髄液が産生されるのはどれか？　側脳室、クモ膜下腔、クモ膜顆粒、硬膜静脈洞
	5	姿勢や平衡を調節統御する主たる中枢神経領域はどこか？
	6	髄膜について、外側から内側に向けての順はどのようになっているか？
	7	大脳辺縁系に属する領域はどれか？　尾状核、レンズ核、海馬、黒質、漏斗
	8	鳥距溝がある大脳皮質の部位（葉）はどこか？
	9	延髄に神経核があるのは？　動眼神経、滑車神経、外転神経、迷走神経、顔面神経
	10	大脳髄質に存在するのはどれか？　黒質、内包、中心管、第4脳室、帯状回
*	11	小脳テントは何と何の間にあるか？
	12	小脳テントの開口部は何と呼ばれるか？
	13	脳室で正しいのは？　①室間孔は第3、第4脳室を連絡する　②側脳室前角は前頭葉に位置する　③第3脳室の側壁は中脳である　④第4脳室底の上半分は延髄である
*	14	脳脊髄液がくも膜下腔に流出する部位はどこか？
	15	運動性失語症と関連する大脳の部位名は何か？
	16	脳の中で、大脳脚があるのはどこか？
	17	正しい組合せはどれ？　間脳-大脳脚、　中脳-黒質、　橋-錐体交叉、　延髄-線条体
*	18	大脳皮質の機能局在で正しい組合せはどれか？　①運動野-頭頂葉　②視覚野-後頭葉　③運動性言語野-側頭葉　④聴覚野-前頭葉
	19	錐体交叉があるのはどれか？　小脳、中脳、橋、延髄上部、延髄下部
	20	動眼神経核があるのはどこか？
	21	室間孔がつなぐのはどことどこか？
	22	脳の中で黒質があるのはどこか？
	23	プルキンエ細胞があるのはどれか？　大脳、中脳、小脳、延髄、脊髄

1 → 頭頂葉と前頭葉	9 → 迷走神経（迷走神経核）	17 → 中脳-黒質
2 → 延髄	10 → 内包	18 →②視覚野-後頭葉
3 → （間脳）、中脳、橋、延髄	11 → 大脳と小脳との間	19 → 延髄下部
4 → 側脳室	12 → テント切痕	20 → 中脳
5 → 小脳	13 →②側脳室前角は前頭〜	21 → 側脳室と第3脳室
6 → 外)硬膜-クモ膜-軟膜(内	14 → 第4脳室	22 → 中脳
7 → 海馬	15 → ブローカ中枢（運動性）	23 → 小脳
8 → 後頭葉	16 → 中脳	

CHARGE

3.末梢神経系
1)脳神経

Ⅰ 嗅神経	感覚	大脳←嗅索←嗅球←篩骨・篩板←嗅細胞(鼻粘膜の嗅部)
Ⅱ 視神経	感覚	中脳(上丘)←┐ 視床(外側膝状体)←┘←視索←視神経交叉←視神経管←網膜
Ⅲ 動眼神経	運動	中脳→上眼窩裂→上直・下直・内側直・下斜筋、上眼瞼挙筋
	副交感	中脳→上眼窩裂→毛様体神経節→瞳孔括約筋、毛様体筋
Ⅳ 滑車神経	運動	中脳→上眼窩裂→上斜筋
Ⅴ 三叉神経		・眼神経、上顎神経、下顎神経
Ⅴ-1 眼神経	感覚	橋←三叉神経節←上眼窩裂←眼窩上孔←前頭部皮膚、角膜、鼻
Ⅴ-2上顎神経	感覚	└正円孔←眼窩下孔←翼口蓋神経節←頬部皮膚、上歯
Ⅴ-3下顎神経	感覚	橋←三叉神経節 ←┌卵円孔←オトガイ孔←下顎、下歯 └卵円孔←舌神経←舌前2/3知覚(痛覚)
	運動	橋→卵円孔→咀嚼筋、顎二腹筋前腹、鼓膜張筋
Ⅵ外転神経	運動	橋→上眼窩裂→外側直筋
Ⅶ顔面神経	運動	橋→内耳孔→膝神経節─┬→茎乳突孔→顔面の表情筋 └→あぶみ骨神経→あぶみ骨筋
	感覚	橋←内耳孔←膝神経節←鼓索神経←舌神経←舌前2/3の味覚
	副交感	橋→内耳孔→膝神経節─┬→顎下神経節→顎下腺、舌下腺 └→翼口蓋神経節→涙腺
Ⅷ内耳神経	感覚	橋←内耳道←内耳孔←┬前庭神経←前庭神経節←前庭、半器官 └蝸牛神経←ラセン神経節←蝸牛管
Ⅸ舌咽神経	運動	延髄→頚静脈孔→上神経節→下神経節→咽頭筋(嚥下)
	感覚	延髄←頚静脈孔←上神経節←下神経節←舌後1/3味覚・知覚 頚動脈洞、頚動脈小体
	副交感	延髄→頚静脈孔→上神経節→下神経節→耳神経節→耳下腺
Ⅹ迷走神経	運動	延髄→ 頚静脈孔→上神経節→下神経節─┬→上喉頭神経→咽頭筋 ＊発声 └→反回神経→声帯筋
	感覚	┌←外耳道、耳介 延髄←頚静脈孔←上神経節←下神経節←咽頭/喉頭粘膜
	副交感	延髄←頚静脈孔←上神経節→下神経節→頚、胸、腹部の臓器
Ⅺ 副神経	運動	延髄─┐→頚静脈孔─┬→内枝→(迷走神経に合し)→咽頭筋 脊髄→ └→外枝→胸鎖乳突筋、僧帽筋
Ⅻ舌下神経	運動	延髄→舌下神経管→舌筋(舌の運動)

CHARGE

①脳神経の線維性分類

	I	II	III	IV	V1	V2	V3	VI	VII	VIII	IX	X	XI	XII
感覚性	○	○	－	－	○	○	○	－	○	○	○	○	－	－
運動性	－	－	○	○	－	－	○	○	○	－	○	○	○	○
副交感性	－	－	○	－	－	－	－	－	○	－	○	○	－	－

感覚性線維のみ	・I（臭）、II（視）、V1（眼）、V2（上顎）、VIII（内耳）
運動性線維のみ	・IV（滑車）、VI（外転）、XI（副）、XII（舌下）
副交感性線維を含む	・III（動眼）、VII（顔面）、IX（舌咽）、X（迷走）

②主な通過部位と脳神経

上眼窩裂	・動眼神経、滑車神経、三叉神経（眼神経）、外転神経
内耳孔	・顔面神経、内耳神経
頚静脈孔	・舌咽神経、迷走神経、副神経

③補足説明

眼神経の枝	・前頭神経→滑車上神経、眼窩上神経
咀嚼筋	・下顎神経の支配
	・咬筋、側頭筋、外側翼突筋、内側翼突筋

CHECK

1	運動線維を含まない脳神経は？　上顎神経、下顎神経、舌咽神経、迷走神経	
2	脳神経について誤りはどれ？　①滑車神経は上斜筋を支配する　②三叉神経は歯の痛覚に関与する　③顔面神経は涙腺の分泌に関わる　④舌咽神経は舌筋を支配する	
3	副交感性の線維を含むのはどれか？　動眼神経、滑車神経、眼神経、外転神経	
4	「脳神経－機能」で正しいのはどれか？　①副神経－咀嚼　②迷走神経－発声　③上顎神経－嚥下運動　④舌咽神経－舌の運動　⑤顔面神経－顔面の感覚	
5	脳神経について正しいのはどれか？　①動眼神経は上眼窩裂を通る　②顔面神経は舌下腺を貫く　③迷走神経は後頸三角を通る　④副神経は顎下三角を通る	
6	副交感神経の神経節で舌下腺への経路になっているのはどれか？　顎下神経節、耳神経節、毛様体神経節、翼口蓋神経節、前庭神経節	
7	三叉神経の枝はどれか？　滑車上神経、小後頭神経、上喉頭神経、大耳介神経	
8	副交感神経線維を含む神経はどれか？　動眼神経、滑車神経、外転神経、副神経	
9	脳神経と通過する部位の組合せで正しいのはどれか？　①視神経－上眼窩裂　②下顎神経－正円孔　③顔面神経－内耳孔　④舌下神経－頸静脈孔	
10	誤りはどれか？　①喉頭は迷走神経に支配される　②舌神経は下顎神経の枝である　③鼓索神経は顔面神経の枝である　④側頭筋は上顎神経に支配される	
11	神経と神経節との組合せで誤っているのはどれか？　①上顎神経－翼口蓋神経節　②動眼神経－毛様体神経節　③顔面神経－膝神経節　④内耳神経－耳神経節	
* 12	脳神経とその分布域で正しいのはどれか？　①眼神経-網膜　②動眼神経-外側直筋　③顔面神経-角膜　④鼓索神経-舌　⑤迷走神経-耳下腺　⑥外転神経-瞳孔括約筋	
13	正円孔を通るのはどれか？　視神経、眼神経、上顎神経、下顎神経、外転神経	
14	迷走神経が分布するのはどれか？　耳下腺、外耳道、鼓室、鼓膜筋張筋、蝸牛管	
15	脳神経と副交感神経節の組合せで正しいのはどれ？　①動眼神経－毛様体神経節　②顔面神経－耳神経節　③舌咽神経－翼口蓋神経節　④迷走神経－上顎神経節	
16	舌咽神経と関連するのは？　毛様体神経節、翼口蓋神経節、顎下神経節、耳神経節	
17	脳神経と機能の組合せで正しいのはどれか？　①動眼神経－角膜の痛覚　②下顎神経－舌の痛覚　③顔面神経－顔面の触覚　④舌咽神経－舌の運動	

1 → 上顎神経、は含まない	9 →③顔面神経－内耳孔	17 →②下顎神経－舌の痛覚
2 →④：正「舌筋は舌下神経	10 →④：正「三叉神経第3枝」	
3 → 動眼神経	11 →④：正「舌咽神経－」	
4 →②迷走神経－発声	12 →④鼓索神経-舌	
5 →①動眼神経は上眼窩裂～	13 → 上顎神経	
6 → 顎下神経節	14 → 外耳道	
7 → 滑車上神経	15 →①動眼神経－毛様体～	
8 → 動眼神経	16 → 耳神経節	

120

CHECK

*	1	副交感神経線維を含まない脳神経はどれか？ 動眼神経、三叉神経、顔面神経、迷走神経、舌咽神経
*	2	副交感神経線維を含む脳神経はどれか？ 嗅神経、視神経、動眼神経、滑車神経、外転神経、三叉神経、舌下神経
	3	正しい組合せはどれか？ ①三叉神経-舌根の痛覚 ②顔面神経-舌尖の痛覚 ③舌咽神経-舌尖の味覚 ④迷走神経-舌根の味覚 ⑤舌下神経-舌の運動
*	4	誤っている組合せはどれか？ ①滑車神経-上斜筋 ②三叉神経-咀嚼筋 ③外転神経-外側直筋 ④副神経-胸鎖乳突筋 ⑤舌咽神経-声帯筋
	5	誤っている組合せはどれか？ ①視神経－視神経管 ②動眼神経－上眼窩裂 ③上顎神経－正円孔 ④顔面神経－卵円孔 ⑤下顎神経－オトガイ孔
	6	正しいのはどれか？ ①動眼神経-上眼瞼挙筋を支配 ②副神経-頸神経ワナを経由 ③顔面神経-舌の運動 ④右迷走神経-大動脈弓で反回 ⑤下顎神経-嚥下運動
	7	上眼窩裂を通るのはどれか？ 嗅神経、視神経、眼神経、上顎神経、下顎神経
	8	脳神経で、左右の神経線維が交差するのは何神経か？
	9	感覚神経節はどれか？ 耳神経節、顎下神経節、膝神経節、毛様体神経節
	10	頸動脈小体および頸動脈洞に関わる脳神経は何神経か？
	11	錐体路が通る部位はどれか？ 後索、大脳脚、上小脳脚、視床
	12	動眼神経核が存在するのはどれか？ 小脳、中脳、橋、延髄、脊髄
	13	下顎神経が支配するのはどれか？ 笑筋、広頸筋、咬筋、頬筋
	14	副交感神経線維を含むのはどれか？ 滑車神経、外転神経、顔面神経、内耳神経
	15	温度覚と痛覚の伝導路が中継される部位は？ 黒質、小脳核、大脳基底核、視床
	16	脳神経の支配を受けるのはどれか？ 三角筋、前鋸筋、広背筋、僧帽筋
	17	味覚に関わるのはどれか？ 下歯槽神経、舌下神経、鼓室神経、鼓索神経
	18	聴覚を伝える神経はどれか？ 反回神経、蝸牛神経、前庭神経、大耳介神経
	19	外側膝状体が中継核となる感覚は何か？
	20	喉頭の運動に関与する脳神経は何か？
	21	運動線維のみからなるのはどれか？ 動眼神経、三叉神経、顔面神経、舌下神経

1 → 三叉神経、は含まない	9 → 膝神経節	17 → 鼓索神経
2 → 動眼神経	10 → 舌咽神経	18 → 蝸牛神経
3 →⑤舌下神経-舌の運動	11 → 大脳脚	19 → 視覚
4 →⑤:正「迷走神経-声帯筋	12 → 中脳	20 → 迷走神経(反回神経)
5 →④:正「顔面神経-内耳孔	13 → 咬筋	21 → 舌下神経
6 →①動眼神経-上眼瞼挙～	14 → 顔面神経	
7 → 眼神経	15 → 視床	
8 → 視神経	16 → 僧帽筋	

CHARGE

2) 脊髄神経

①頸神経

	前枝	・頸神経ワナ、横隔神経、腕神経叢
	後枝	・後頭顆神経、**大後頭神経**
	大後頭神経	・第2頸神経の**後枝**、後頭部から頭頂部に分布する
		・**外後頭隆起の外側**を走行
	頸椎との関係	・第1頸神経は後頭骨の下、第2頸径神経は第1頸椎の下から出る
		・以下同様に、例えば、**第5頸神経は第4頸椎の下から出る**

②胸神経

	前枝	・肋間神経、肋下神経
	肋間神経	・第1～11胸神経の前枝は独立して肋間を走り**胸腹部に分布**する
	後枝	・背部の筋と皮膚を分節的に支配

③腰神経

	前枝	・腰神経叢、腰仙骨神経幹
	後枝	・上殿皮神経

④仙骨神経

	前枝	・仙骨神経叢、陰部神経叢、陰部神経
	後枝	・中殿皮神経

⑤尾骨神経

	前枝	・尾骨神経叢(S4～C0の前枝)

⑥デルマトーム

	デルマトーム	・脊髄神経の分布する皮膚領域
		・皮膚の**知覚神経**の分布領域
	主な 皮膚分節	・**頸部－第3頸神経**　　　　・臍部－第10胸神経
		・乳房部/乳頭－第4胸神経　　・母指－C6　　・足小指－S1
		・後大腿部－第2仙骨神経　　　・上腕内側－Th1

CHARGE

(1)頚神経叢　C1〜C4の前枝

神経名	神経根	筋枝	皮枝	
頚神経叢	+副神経→	後頚筋（斜角筋、椎前筋）僧帽筋、胸鎖乳突筋	＊	
小後頭神経	C2〜C3	＊	耳介後部の皮膚	
頚横神経	C3	＊	前頚部の皮膚	
大耳介神経	C3	＊	**耳下腺上の皮膚**	
鎖骨上神経	C3〜C4	＊	胸上部〜肩の皮膚	
頚神経ワナ	C1〜C3	舌骨下筋群	＊	
横隔神経	C3〜C4	横隔膜	＊	

(2)腕神経叢　C5〜Th1の前枝　　　＊斜角筋隙を走行

神経名	神経根	筋枝	皮枝	
鎖骨下筋神経	C5	鎖骨下筋	＊	
肩甲背神経	C5	**肩甲挙筋**、菱形筋	＊	
肩甲上神経	C5〜C6	棘上筋、棘下筋	＊	後神経束
肩甲下神経	C5〜C7	肩甲下筋、**大円筋**	＊	後神経束
長胸神経	C5〜C7	**前鋸筋**	＊	
胸背神経	C6〜C8	広背筋	＊	**後神経束**
内側胸筋神経	C8〜T1	大胸筋、小胸筋	＊	
外側胸筋神経	C5〜C7	大胸筋	＊	
腋窩神経	C5〜C6	**三角筋、小円筋**	上腕上部の外側	**後神経束**
筋皮神経	C5〜C6	上腕二頭筋、**上腕筋**、**烏口腕筋** ［上腕屈筋群］＊烏口腕筋を貫く	前腕の橈側	
正中神経	C5〜T1	**前腕屈筋群**の大部分 ex.**長掌筋**、短母指外転筋、橈側手根屈筋 ＊円回内筋を貫き、**手根管部を通る** ＊上腕動脈と伴走する	手掌の橈側	
尺骨神経	C8〜T1	ex.**尺側手根屈筋、骨間筋、母指内転筋**、深指屈筋尺側頭 ＊内側上顆の後方を走る	手背の尺側薬指の掌側	
橈骨神経	C5〜T1	上腕/前腕の伸筋群すべて ex.**上腕三頭筋、回外筋** ＊回外筋を貫く	**上腕下部外側上腕内側/背側**前腕の背側 etc.	後神経束

123

CHARGE

(3)腰神経叢 Th12〜L4の前枝

神経名	神経根	筋枝	皮枝
腰神経叢	*	腰方形筋	*
腸骨下腹神経	T12〜L1	腹横筋、内腹斜筋、外腹斜筋	下腹部 骨盤部側面
腸骨鼡径神経	L1	腹横筋、内腹斜筋下部	鼠径部、外陰部
陰部大腿神経	L1〜L2	精巣挙筋(挙睾筋)	外陰部 大腿上部内側
外側大腿皮神経	L2〜L3	* 　　　*筋裂孔を通る	大腿外側
大腿神経 前皮枝	L2〜L4	大腿四頭筋、縫工筋、腸腰筋 恥骨筋 　*筋裂孔を通る	膝蓋周囲 下腿前面
伏在神経		*	下腿内側、足背
閉鎖神経	L2〜L4	内転筋群の大部分 ex.薄筋	大腿内側(下2/3)

(4)仙骨神経叢 L4〜S4の前枝

神経名	神経根	筋枝	皮枝
仙骨神経叢	*	梨状筋、内閉鎖筋、大腿方形筋、双子筋	*
上殿神経	L4〜S1	中殿筋、小殿筋、大腿筋膜張筋	*
下殿神経	L5〜S1	大殿筋	*
後大腿皮神経	S1〜S3	*	大腿後側
陰部神経 (陰部神経叢)	S2〜S4	外肛門括約筋、尿道括約筋、肛門挙筋 etc.	会陰、外陰部
坐骨神経	L4〜S3	*総腓骨/脛骨神経を分枝	
総腓骨神経		大腿二頭筋短頭	下腿外側
深腓骨神経		下腿伸筋群　ex.前脛骨筋	第1・2趾
浅腓骨神経		長腓骨筋、短腓骨筋	足背
脛骨神経		大腿二頭筋長頭、半腱様筋、半膜様筋 下腿屈筋群(ex.ヒラメ筋)、足底筋	下腿後面、足底 　*内果の後方
内側足底神経		ex.母指外転筋	
外側足底神経		ex.母指内転筋	
腓腹神経			足背、足底

CHECK

*	1	頸神経叢から出るのは？　正中神経、尺骨神経、橈骨神経、横隔神経、腋窩神経
*	2	下殿神経支配の筋はどれか？　梨状筋、大殿筋、中殿筋、小殿筋、大腿筋膜張筋
	3	横隔神経を出す神経叢は何か？
	4	尺骨神経支配の筋は？　尺側手根屈筋、橈側手根屈筋、浅指屈筋、長母指屈筋
	5	末梢神経の走行について誤っているのはどれか？　①顔面神経は内耳孔を通過する ②筋皮神経は烏口腕筋を貫く　③大腿神経は血管裂孔を通過する ④総腓骨神経は腓骨頸に接する　⑤正中神経は円回内筋の二頭の間を通る
	6	第12胸神経と第1腰神経から起こるのはどれか？ 外側大腿皮神経、腸骨下腹神経、大腿神経、閉鎖神経、陰部神経
	7	上腕骨内側上顆の後方を走るのは？　筋皮神経、正中神経、尺骨神経、橈骨神経
	8	仙骨神経叢から起こる神経に支配されるのはどれか？ 腰方形筋、薄筋、中殿筋、恥骨筋、腸腰筋
	9	末梢神経の走行で正しいのはどれか？　①正中神経は烏口腕筋を貫く ②大腿神経は筋裂孔を通る　③橈骨神経は手根管を通る　④陰部神経は鼠径管を通る
*	10	橈骨神経に支配されるのはどれか？　母指対立筋、　方形回内筋、 回外筋、円回内筋、橈側手根屈筋、長母指屈筋、母指内転筋
	11	脛骨神経の枝はどれか？　伏在神経、深腓骨神経、外側足底神経、内側足背皮神経
	12	小円筋と同じ神経に支配される筋はどれか？　棘下筋、肩甲下筋、三角筋、大円筋
	13	小円筋を支配する神経は何か？
	14	腰神経叢の枝はどれか？　坐骨神経、陰部神経、閉鎖神経、上殿神経、後大腿皮神経
	15	皮膚領域と皮膚分節の組合せで正しいのはどれか？ ①鎖骨－C2　②上腕内側－Th1　③臍－Th6　④腸骨稜－S2　⑤膝－L1
	16	下肢帯の筋と支配神経の組合せで正しいのはどれか？　①大腿方形筋－大腿神経 ②小殿筋-陰部神経　③大殿筋-下殿神経　④梨状筋-上殿神経　⑤腸骨筋-閉鎖神経

1 → 横隔神経	9 →②大腿神経は～	
2 → 大殿筋	10 → 回外筋	
3 → 頸神経叢	11 → 外側足底神経	
4 → 尺側手根屈筋	12 → 三角筋	
5 →③：正「～筋裂孔を通る」	13 → 腋窩神経	
6 → 腸骨下腹神経	14 → 閉鎖神経	
7 → 尺骨神経	15 →②上腕内側－Th1	
8 → 中殿筋（上殿神経）	16 →③大殿筋－下殿神経	

CHECK

*	1	仙骨神経叢から出るのはどれか？　腸骨下腹神経、閉鎖神経、陰部神経、大腿神経
*	2	神経叢と分枝する神経との組合せで誤りはどれか？　①頸神経叢-大後頭神経 ②腕神経叢-内側前腕皮神経　③腰神経叢-外側大腿皮神経 ④腰神経叢-陰部大腿神経　⑤仙骨神経叢-後大腿皮神経
	3	坐骨神経の枝と支配筋との組合せで誤りはどれか？　①内側足底神経-母指外転筋 ②外側足底神経-母指内転筋　③深腓骨神経-前脛骨筋　④腓腹神経-ヒラメ筋
	4	脊髄神経の走路について正しいのはどれか？　①大腿神経は血管裂孔を通る ②閉鎖神経は筋裂孔を通る　③陰部神経は小坐骨孔を通る ④坐骨神経は梨状筋上孔を通る　⑤上殿神経は梨状筋下孔を通る
	5	枝が足背に分布しないのはどれ？　閉鎖神経、大腿神経、脛骨神経、総腓骨神経
	6	上肢の皮膚領域と分布する神経との組合せで正しいのはどれ？　小指球－筋皮神経 前腕の後面－正中神経、　前腕の外側半－尺骨神経、　上腕の後面－橈骨神経
	7	皮神経で大腿神経の枝はどれか？ 陰部大腿神経、外側大腿皮神経、腓腹神経、伏在神経、閉鎖神経
	8	橈骨神経について正しいのはどれか？　①腕神経叢の外側神経束に由来する ②内側腋窩隙を通る　③回外筋を貫く　④手掌橈側半の感覚を支配する
	9	腕神経叢の後神経束から分かれるのは？　横隔神経、長胸神経、胸筋神経、胸背神経
	10	腰神経叢の枝で筋裂孔を通るのはどれか？ 陰部大腿神経、外側大腿皮神経、腸骨下腹神経、腸骨鼠径神経、閉鎖神経
	11	脊髄神経の後枝に由来するのはどれ？　大後頭神経、肋間神経、橈骨神経、下殿神経
	12	頸部の神経とその支配の組合せで正しいのは？　①大耳介神経－耳下腺上の皮膚 ②鎖骨上神経－筋三角の皮膚　③横隔神経－前斜角筋　④頸神経ワナ－顎二腹筋
	13	腕神経叢の後神経束から分枝するのはどれか？ 肩甲背神経、腋窩神経、長胸神経、筋皮神経、内側上腕皮神経
	14	筋と神経の関係で正しいのは？　①上腕三頭筋の長頭と外側頭の間を橈骨神経が通る ②回外筋は正中神経によって貫かれる　③烏口腕筋は筋皮神経によって貫かれる ④円回内筋の上腕頭と尺骨頭の間を尺骨神経が通る

1 → 陰部神経	9 → 胸背神経	
2 →①：正「第2頸神経後枝-」	10 → 外側大腿皮神経	
3 →④：正「脛骨神経－〜」	11 → 大後頭神経	
4 →③陰部神経は小坐骨孔〜	12 →①大耳介神経-耳下腺〜	
5 → 閉鎖神経、は大腿内側	13 → 腋窩神経	
6 → 上腕の後面－橈骨神経	14 →③烏口腕筋は〜	
7 → 伏在神経		
8 →③回外筋を貫く		

CHECK

	1	上腕の内側で屈筋と伸筋の間を通る神経は何か？
	2	腕神経叢の枝が支配するのはどれか？　胸鎖乳突筋、大円筋、外肋間筋、横隔膜
	3	大腿神経が支配するのはどれか？　外閉鎖筋、恥骨筋、長内転筋、薄筋
	4	神経と通過部位との組合せで正しいのはどれか？　脛骨神経-内果の後方、 大腿神経-膝窩部、浅腓骨神経-伸筋支帯の深部、深腓骨神経-外果の後方
*	5	頸神経叢の枝はどれか？　肩甲上神経、肩甲下神経、鎖骨上神経、鎖骨下筋神経
	6	「神経－通過部位」で正しいのはどれか？　①尺骨神経－上腕骨内側上顆の前 ②正中神経－手根管　③総腓骨神経－下腿骨間膜を貫通　④脛骨神経－外果の下
	7	腰神経叢の枝でないのはどれ？　腸骨下腹神経、上殿神経、閉鎖神経、大腿神経
	8	橈骨神経支配でないのはどれか？　上腕三頭筋、腕橈骨筋、回外筋、長掌筋
	9	足の指背に分布しないのはどれ？　伏在神経、腓腹神経、浅腓骨神経、深腓骨神経
*	10	腕神経叢が支配するのはどれか？　僧帽筋、胸鎖乳突筋、肩甲挙筋、横隔膜
	11	神経と筋との組合せで正しいのはどれか？　①仙骨神経叢－精巣挙筋 ②腰神経叢－大殿筋　③胸神経－横隔膜　④腕神経叢－前鋸筋
	12	脊髄神経とその走行部位との組合せで正しいのはどれか？　①橈骨神経－手根管 ②腕神経叢－斜角筋隙　③正中神経－肘部管　④大腿神経－梨状筋下孔
	13	デルマトームで誤っているのはどれか？　①臍のレベルはT10支配である ②母指はC6支配である　③前頭部はC2支配である　④足の小指はS1支配である
	14	前腕の筋を支配しないのはどれか？　筋皮神経、正中神経、尺骨神経、橈骨神経
	15	脊髄神経と上腕骨との位置関係で正しいのはどれか？　①筋皮神経は外科頸に沿う ②正中神経は解剖頸に沿う　③尺骨神経は内側上顆の後方を通る ④腋窩神経は骨体の後面に沿って斜行する
	16	正しいのはどれか？　①上腕深動脈に伴走する神経は上腕屈筋群を支配する ②上腕二頭筋の内側縁に沿う神経は前腕伸筋群を支配する ③上腕動脈に伴走し肘窩を通る神経は前腕屈筋群を支配する ④上腕骨外科頸に沿う神経は大円筋を支配する
	17	デルマトームの分布領域を示す神経は何か？

1 → 尺骨神経	9 → 伏在神経、は足背内側	17 → 感覚神経（知覚神経）
2 → 大円筋	10 → 肩甲挙筋	
3 → 恥骨筋	11 →④腕神経叢－前鋸筋	
4 → 脛骨神経-内果の後方	12 →②腕神経叢－斜角筋隙	
5 → 鎖骨上神経	13 →③：前頭部は該当なし	
6 →②正中神経－手根管	14 → 筋皮神経、は上腕の筋	
7 → 上殿神経、仙骨神経叢	15 →③尺骨神経は～	
8 → 長掌筋、は正中神経	16 →③上腕動脈に～	

CHARGE

5) 自律神経系

(1)自律神経系の一般

自律神経系	・自分の意志とは別に器官を自動制御する系 ・生体の恒常性(ホメオスタシス)の維持に重要	
中枢	**・視床下部**	
種類	・交感神経系、副交感神経系、内臓求心性神経	
二重支配	・多くの臓器は、交感-副交感神経両方の支配を受ける	
☆例外	・交感神経のみ→副腎髄質、脾臓、立毛筋、皮膚血管 ・副交感神経のみ→瞳孔括約筋、耳下腺 etc.	
拮抗支配	・二重支配される臓器が一方からは抑制作用を受ける	
☆例外	・舌下腺、顎下腺(交感-副交感とも促進)	
トーヌス	・自律神経線維の電気的活動は常にある(自発的活動)	

(2)自律神経の支配領域

①平滑筋

内臓	・中空性臓器の筋層	
脈管	・血管の中膜の筋層	
皮膚	・立毛筋など	
その他	・内眼筋=毛様体筋、瞳孔括約筋、瞳孔散大筋	

②腺の分泌

種類	・涙腺、顎下腺、耳下腺、胃腺、腸腺 etc.	

(3)自律神経系の特徴

構成	**・必ず途中で一度ニューロンを交代→2ニューロン構成**	
自律神経節	・走行途中に神経細胞体が集まり、シナプス伝達をする	
交感神経節	・交感神経の走行中にある　ex.上頚神経節、星状神経節	
副交感神経節	・副交感神経の走行中にある　ex.毛様体神経節	

参考:a.**感覚性神経節**=脳脊髄神経の感覚性神経の走行中にある神経節　　ex.**膝神経節**
　　　b.内臓求心性神経の細胞体は脳脊髄神経節にある

	←―――――	節前ニューロン	―――――→	――	節後ニューロン	――→	
	脳幹自律神経核、脊髄側角	**節前線維**	伝達物質	神経節	節後線維	伝達物質	
交感神経		B線維	アセチルコリン	シナプス伝達	C線維	ノルアドレナリン	器
副交感神経		B線維	アセチルコリン	シナプス伝達	C線維	アセチルコリン	官

CHARGE

(4)交感神経系

胸腰系	・交感神経は胸髄、腰髄(L1、L2)の**前根から出る**	
	・**節前ニューロンは脊髄側角に位置する**	
交感神経節	・椎旁神経節、椎前神経節	
椎旁神経節	・椎体の傍らに作る神経節→交感神経幹を形成	
	・皮膚の汗腺、血管、立毛筋、横隔膜より上の臓器	
椎前神経節	・腹腔の神経節　　・横隔膜より下の臓器に分布	
	・腹腔神経節、上腸間膜神経節、下腸間膜神経節	
交感神経幹	・胸腰髄より出た椎旁神経節を上下に連ねる	
	・脊柱の両側に並び、**椎体の前外側に位置する**	
星状神経節	・下頚神経節と第1胸神経節は融合して星状にみえる	
心臓神経	・上/中/下の頚神経節から起こり、洞房結節に分布する	
大内臓神経	・**交感神経の節前神経**	
	・**腹腔神経節でニューロンを変え、各臓器へ**	
副腎髄質	・交感神経節前線維(大内臓神経)が直接支配する	

(5)副交感神経系

頭仙系	・**副交感神経は脳幹、仙髄(→仙骨神経叢)から出る**	

①脳幹から出る

脳神経	副交感神経節	分布	
Ⅲ動眼神経	毛様体神経節	毛様体筋、**瞳孔括約筋**	
Ⅶ顔面神経	**翼口蓋神経節**	涙腺、鼻腔の腺	
	顎下神経節	舌下腺、顎下腺	
Ⅸ舌咽神経	耳神経節	耳下腺	
Ⅹ迷走神経	臓器の傍らなど	頚部、胸部、**腹腔の臓器**	

②仙髄から出る

仙骨神経 骨盤内臓神経	・仙髄側角(S2〜S3)から出て、骨盤内臓器に分布する	
	・膀胱(排尿)と直腸(排便)の収縮、陰茎の勃起	
	・神経節は臓器の傍らや壁内にある	

CHARGE

4.伝導路

(1)伝導路の一般

伝導路	・中枢神経系の白質(神経線維)において 生理的に同じ機能をもつ線維が集まってつくる束	
種類	・反射路、**上行性**伝導路、**下行性**伝導路	
上行性	・求心性＝感覚性 ・体性感覚、視覚、聴覚、平衡覚、味覚、嗅覚を伝える ・原則、1次、2次、3次の3つのニューロンを経由する	
下行性	・遠心性＝運動性　・骨格筋に運動指令を伝える ・錐体路系と錐体外路系の2系統がある	

(2)反射路

＊反射弓:受容器→求心性伝導路→反射中枢→遠心性伝導路→効果器

①伸長反射(単シナプス反射、体性－体性反射)

反射(=R)名	受容器＝筋紡錘	**求心路**	反射中枢	遠心路	効果器＝錘外筋
下顎反射	咀嚼筋の筋紡錘	三叉神経	橋	三叉神経	咀嚼筋の錘外筋
上腕二頭筋R	上腕二頭筋の〃	筋皮神経	C5〜6	筋皮神経	上腕二頭筋の〃
腕橈骨筋R	腕橈骨筋の〃	橈骨神経	C6〜7	橈骨神経	腕橈骨筋の〃
上腕三頭筋R	上腕三頭筋の〃	橈骨神経	C6〜8	橈骨神経	上腕三頭筋の〃
膝蓋腱反射	**大腿四頭筋**の〃	大腿神経	L2〜4	大腿神経	大腿四頭筋の〃
アキレス腱R	下腿三頭筋の〃	脛骨神経	L5,S1・2	脛骨神経	下腿三頭筋の〃

②その他の反射(多シナプス反射)

反射(=R)名	受容器	求心路	反射中枢	遠心路	効果器
対光反射	網膜の視細胞	視神経	中脳	動眼神経	瞳孔括約筋
角膜反射	眼球結膜触圧覚	三叉神経	橋	顔面神経	眼輪筋
嚥下反射	味覚、嗅覚	Ⅰ、Ⅴ	延髄	舌下神経	舌筋
	咽頭触圧覚	Ⅶ、Ⅸ	延髄	舌咽神経	咽頭筋
頚動脈洞R	頚動脈洞	舌咽神経	延髄	自律神経	心臓、血管
腹壁反射	側腹部触覚	肋間神経	脊髄	肋間神経	腹筋群
勃起反射	大腿内側、陰部	陰部神経	脊髄	骨盤内臓〃	陰茎海面体血管
排尿反射	膀胱筋の伸展	仙骨神経	脊髄	仙骨神経	膀胱括約筋弛緩 膀胱筋収縮

CHARGE

(3)上行性伝導路(**求心性**、感覚性)

①体性感覚の伝導路

痛覚、温覚、冷覚	・受容器→**脊髄後角**→反対側の**外側脊髄視床路**(側索) 　→**視床**→**内包**→**中心後回**(頭頂葉)	
精細触圧覚 深部感(知)**覚**	・受容器→**後索路**→**後索核**(延髄)→**内側毛帯**(中脳) 　→**視床**→内包→中心後回(頭頂葉)	
粗大触圧覚	・受容器→脊髄後角→反対側の前脊髄視床路 　→**視床**→内包→中心後回(頭頂葉)	

②特殊感覚の伝導路

視覚	・網膜(視細胞)→視神経→視交叉→**視索**→**外側膝状体** (視床)→鳥距溝(**後頭葉**)　＊一部は**上丘**(中脳)を経由 ・**視交叉するのは鼻側の線維のみ**	
聴覚	・コルチ器→ラセン神経節→蝸牛神経→**蝸牛神経核**→ 　→**内側膝状体**→側頭葉　＊一部は**下丘**(中脳)を経由	
平衡覚	・膨大部稜→平衡斑→**前庭神経核**→前庭神経→小脳	
味覚	・顔面神経(舌前2/3＝舌体)・舌咽神経(舌後1/3＝舌根) 　→膝神経節→**孤束核**(延髄)→視床→中心後回	
嗅覚	・嗅細胞→**嗅球**→**大脳辺縁系**海馬旁回(側頭葉)	

(4)下行性伝導路(**遠心性**、運動性)

①錐体路系

錐体路	・**随意運動の伝導路**　　・**皮質延髄路、皮質脊髄路**	
皮質延髄路	・皮質運動野→脳神経運動核(延髄)	
皮質脊髄路	・皮質運動野→脊髄前角	
経路 (約80%)	・**中心前回**(前頭葉)→**内包**→**大脳脚**(中脳)→錐体(延髄) 　→**錐体交叉**(延髄)→**側索**(脊髄)→反対側の前角細胞	

②錐体外路系

錐体外路	・錐体路以外の運動性伝導路 ・錐体路系の働きが円滑に行われるための調節機構	
伝導路	・赤核脊髄路、網様体脊髄路、前庭脊髄路、 　視蓋延髄路、視蓋脊髄路、オリーブ脊髄路	
主な連絡点	・小脳皮質、大脳基底核(**線条体** etc.)、**黒質**、**網様体**、 　赤核、歯状核、オリーブ核、前庭核 etc.	

CHECK

1	錐体路の経路でないのはどれか？　内包、中脳の赤核、延髄の錐体、脊髄の側索	
2	痛覚の伝導路と関係ないのはどれか？　脊髄神経節、脊髄前角、脊髄後角、視床	
3	副交感神経線維を含む脊髄神経はどれ？　頸神経、胸神経、腰神経、仙骨神経	
4	感覚伝導路において大脳皮質に達するまでに中継されるのはどれか？ 赤核、視床、視床下部、被殻、扁桃体	
5	中枢神経と受容器・効果器との間で、2個のニューロンから構成されるのはどれか？ 体性運動、体性感覚、内臓運動、内臓感覚	
6	皮膚の痛覚の伝導路に関係するのはどれか？ 大脳基底核、脊髄前角、後索核、内側毛帯、視床	
7	交感神経節前ニューロンの細胞体があるのは脊髄のどの部位であるか？	
8	感覚伝導路と中継核との組合せで誤っているのはどれ？　①深部知覚伝導路-後索核 ②視覚伝導路-外側膝状体　③平衡覚伝導路-蝸牛神経核　④味覚伝導路-孤束核	
9	求心性伝導路に含まれないのはどれか？ 脊髄網様体路、外側脊髄視床路、皮質延髄路、後索路	
10	感覚性伝導路と中継核との組合せで誤っているのはどれか？　①視覚-内側膝状体 ②平衡覚-前庭神経核　③味覚-孤束核　④体性感覚-視床　⑤聴覚-蝸牛神経核	
11	錐体路を構成しないのはどれか？　中心前回、内包、大脳脚、脊髄後索	
12	胸髄で交感神経節前ニューロンの細胞体があるのは？　前角、側角、後角、白質	
13	感覚の伝導路を構成するのはどれか？　大脳脚、中小脳脚、内側毛帯、延髄錐体	
14	自律神経について誤っているのはどれか？　①自律神経の中枢は視床下部にある ②鼓索神経には交感神経線維が含まれる　③骨盤内臓神経は副交感神経である ④交感神経の節前ニューロンは胸髄から上部腰髄にかけて存在する	
15	神経叢で副交感神経線維を含むのはどれか？ 頸神経叢、腕神経叢、腰神経叢、仙骨神経叢、尾骨神経叢	
16	感覚とその中継核の組合せで正しいのはどれか？　①視覚－内側膝状体 ②聴覚－上丘　③嗅覚－孤束核　④触覚－後索核	

1 → 中脳の赤核、は違う	9 → 皮質延髄路、含まれず	
2 → 脊髄前角、は運動性	10 →①：正「−外側膝状体」	
3 → 仙骨神経	11 → 脊髄後索、は構成しない	
4 → 視床	12 → 側角	
5 → 内臓運動	13 → 内側毛帯	
6 → 視床	14 →②：正「〜含まれない」	
7 → 脊髄の側角	15 → 仙骨神経叢	
8 →③：正「−前庭神経核」	16 →④触覚－後索核	

CHECK

1	下行性伝導路はどれか？　内側毛帯、脊髄視床路、後索路、皮質脊髄路、脊髄小脳路	
2	錐体路が通らない脳の部位はどこか？　脳梁、内包、大脳脚、錐体交叉	
3	交感神経の節前線維を含むのはどれか？ 大内臓神経、胸神経の後根、迷走神経、仙骨神経の前根	
4	自律神経線維を含まない神経は？　動眼神経、三叉神経、顔面神経、舌咽神経	
5	脊髄神経節にニューロンの細胞体があるのはどれか？ 交感神経、副交感神経、運動神経、感覚神経、分泌神経	
6	錐体外路系に属さないのはどれか？　線条体、海馬、網様体、黒質	
7	温痛覚の伝導路はどれか？　脊髄視床路、錐体路、脊髄小脳路、長後索路	
8	誤っているのはどれか？　①交感神経の節前ニューロンは脊髄後角に存在する ②仙骨神経は副交感神経線維を含む　③大内臓神経は交感神経の節前線維である ④顔面神経は副交感神経線維を含む　⑤交感神経幹は脊柱の両側に並ぶ	
9	痛みの受容器は何か？	
10	視覚の伝導路で誤っているのはどれか？　①上丘は網膜の情報を受ける ②視放射は後頭葉に至る　③網膜の両耳側からの線維は視交叉で交叉する ④視索は外側膝状体に至る　⑤視細胞の興奮は双極神経細胞を経由する	
11	脊髄において、副交感神経の節前線維が出るのはどの髄か？	
12	副交感神経と関連するのはどれか？ 翼口蓋神経節、上顎神経節、脊髄神経節、腹腔神経節	
13	脊髄において、交感神経系の神経細胞が存在する部位はどこか？	
14	腹腔神経節でニューロンを変えるのは？　脳神経、脊髄神経、交感神経、副交感神経	
15	副交感神経の節前線維が出るのはどこか？	
16	後索核が関与する感覚はどれか？　温覚、冷覚、痛覚、深部感覚、平衡覚	

1 → 皮質脊髄路	9 → 自由神経終末	
2 → 脳梁	10 → ③：耳側〜は交叉しない	
3 → 大内臓神経	11 → 仙髄	
4 → 三叉神経、は含まない	12 → 翼口蓋神経節	
5 → 感覚神経	13 → 脊髄側角	
6 → 海馬、は属さない	14 → 交感神経	
7 → 脊髄視床路	15 → 脳幹と仙髄	
8 →①：正「〜脊髄側角に〜」	16 → 深部感覚	

CHARGE

第7章 感覚器系

1.視覚器

1) 視覚器＝眼（眼球、視神経）＋付属器・・・光刺激を感受する

(1)眼球　　　＊光→角膜→**前眼房→虹彩**→(後眼房)→**水晶体→硝子体**→網膜→神経

	眼球	・球状　　・眼瞼に保護され、視神経により脳につながる	
	水晶体	・特殊な線維状の細胞	
		・毛様体により厚みを変える＝**カメラのレンズに相当**	
		・老眼←水晶体の弾力性低下　　・白内障←水晶体の混濁	
	眼房水	・水晶体前方の空間を満たすリンパ　　・**水晶体を栄養する**	
	分泌/吸収	・**産生/分泌＝毛様体**　　・**吸収＝強膜静脈洞（シュレム管）**	
		→角膜と強膜の境界部にある	
	眼圧	・**眼房水の吸収障害→眼圧上昇→緑内障**	
	眼房	・眼房水を入れる空間　　・角膜−**前眼房**−虹彩−**後眼房**	
	硝子体	・水晶体後方を満たすゼリー状の液体で、**網膜に接する**	

(2)眼球壁

3層構造		眼球前方	眼球後方	
外膜	眼球**線維膜**	**角膜**(透明)	**強膜**(不透明)	
中膜	眼球血管膜	毛様体、虹彩	脈絡膜	
内膜	眼球**神経膜**	網膜盲部	**網膜視部**	

①外膜

	角膜	・線維性密性結合組識、眼球の形を保ち、保護する	
		・無血管構造で、再生力はほとんどなし　　・**知覚は眼神経**	
	強膜	・**線維性密性結合組識**、眼球の形を保ち、保護する	

②中膜

	虹彩	・**入光量の調整**、縮瞳と**散瞳**　　・主体は**平滑筋**	
	(中心の小孔は瞳孔)	・縮瞳←**瞳孔括約筋**(輪走状)←動眼神経	
		・散瞳←**瞳孔散大筋**(放射状)←交感神経	
	毛様体	・遠近調整　　・主体は**平滑筋**＝毛様体筋、毛様体小体	
	毛様体小体＝チン小体	・**水晶体の外側縁にあり、水晶体を支える**	
		・**弛むと水晶体の厚さが増し、張ると水晶体は薄くなる**	
	毛様体筋	・近くを見る→**毛様体筋収縮→毛様体小体が弛む**	
	(平滑輪状筋)	・遠くを見る→毛様体筋弛緩→毛様体小体が張る	
	脈絡膜	・栄養膜(血管が豊富)、暗幕(メラニン色素が多い)	

CHARGE

③内膜＝網膜

網膜視部	・視細胞（網膜で最初に光を受ける）が存在する	
錐状体視細胞	・色彩視（**色を感受**）　・中心窩に集中、太い外節をもつ	
杆状体視細胞	・明暗視　　・中心窩から遠位にある、細い外節をもつ	
黄班	・眼球後極のやや外側、中心部に中心窩がある	
中心窩	・黄班の中心部で**焦点が合う所**　・視力が一番良い	
視神経円板 ＝視神経乳頭	・視力なし（視細胞がない）　・中心窩の内側寄りにある ・視神経、網膜中心動脈/静脈が入る	

(3)眼球の付属器

眼瞼	・上下2枚　・内部に瞼板（堅い結合組織）がある	
マイボーム腺	・瞼板の中にある**独立脂腺**　・涙が流れ落ちるのを防ぐ	
上眼瞼挙筋	・上眼瞼の瞼板に付着　　・目を開く	
結膜	・眼瞼の裏側を覆う	
涙器	・涙腺→涙小管→涙嚢→鼻涙管→（下鼻道）	
涙腺	・**眼球の上外側**にあり、涙は眼球を潤す ・導管は**上結膜円蓋**の外側部に**開口する**	
鼻涙管	・涙を下鼻道に導く	
眼筋＝外眼筋	・横紋筋　・上/下直筋、内側/外側直筋、上/下斜筋	
総腱輪	・視神経を取り巻く輪状の腱　・眼筋の4つの**直筋が起始**	

2)視覚器の神経支配

見る機能	視覚	Ⅱ.視神経
遠近調整	毛様体筋→収縮＝近点	副交感神経（Ⅲ.動眼神経）
	毛様体筋→弛緩＝遠点	交感神経
眼球の知覚	痛覚、触覚、圧覚	Ⅴ.三叉神経（眼神経）
眼球の運動	**外側直筋**	Ⅵ.外転神経
	内側直筋、**上直筋、下直筋**	**Ⅲ.動眼神経**
	上斜筋	**Ⅳ.滑車神経**
	下斜筋	Ⅲ.動眼神経
目の開閉	上眼瞼挙筋→目を開く	Ⅲ.動眼神経
	眼輪筋→眼を閉じる	Ⅶ.顔面神経
瞳孔の調節	瞳孔括約筋→縮瞳	Ⅲ.動眼神経
	瞳孔散大筋→散瞳	頚部**交感神経**
涙の分泌	涙腺	Ⅶ.顔面神経

CHARGE

2.味覚器

(1)味覚の受容

受容器	・舌乳頭などに存在する**味蕾**で味を感じる		
味蕾	・舌根部の**有郭乳頭**と葉状乳頭の側面に並ぶ ・茸状乳頭、喉頭蓋、咽頭壁などにも散在する ＊糸状乳頭には味蕾はない		
味蕾の構成	・味細胞、支持細胞		

(2)舌の支配神経

		舌前 2/3	舌後 1/3	
	味覚	顔面神経（鼓索神経、舌神経）	舌咽神経	
	一般知覚	三叉神経（舌神経）	舌咽神経	
	運動	舌下神経		

3.嗅覚器

(1)嗅覚の受容

嗅上皮(嗅部) ＝嗅粘膜	・**鼻腔の上部/上壁（上鼻道）**、篩骨篩板の下面にある ・嗅細胞と支持細胞が並ぶ		
嗅神経	・嗅細胞の軸索が集まり、**篩骨篩板の孔を通り**、 　嗅球（脳底）に入る ・**シナプスを介さないで**脳に入る		
嗅細胞	・先端の膨隆部から嗅毛が表層の粘液層に伸びる		

4. 平衡聴覚器

(1)外耳・・・音を集め、鼓膜に導く

構成	・耳介、外耳道、**鼓膜**(中耳との境)	
耳介	・集音器、弾性軟骨(耳介軟骨)　・下端部に耳垂がさがる	
耳道腺	・耳介の皮膚にあり、耳垢の成分を分泌する	
耳垂	・耳たぶ、脂肪組織	
外耳道	・伝音路　・外1/3＝弾性軟骨　・内2/3＝骨性	
鼓膜	**・外耳と中耳を境する薄い膜**　・下方傾斜、中央部へこむ	

(2)中耳・・・音波による鼓膜の振動を内耳に伝える

構成	・鼓室、耳管、(鼓膜)	
鼓室	**・耳小骨が並び、鼓膜の振動を内耳に伝える**	
耳小骨	**・つち骨**(鼓膜張筋)**→きぬた骨→あぶみ骨**(あぶみ骨筋)	
音量調節	・三叉神経(鼓膜張筋)、顔面神経(あぶみ骨筋)	
耳管	**・中耳**(鼓室)**と咽頭を交通する**	
	・中耳内の気圧を調節→鼓膜の張力を一定に保つ	

(3)内耳・・・音の感受、平衡感の検知

位置	**・側頭骨の錐体の中**にある	
構成	・骨迷路、膜迷路、リンパ(内リンパ、外リンパ)	
	・内リンパ→蝸牛管や膜迷路の袋の中を満たす	
	・外リンパ→骨迷路と膜迷路の間を満たす	
区分	**・蝸牛、前庭、半規管(三半規管)**	
蝸牛	・1階→鼓室階、2階→前庭階、中2階→蝸牛管(膜迷路)	
前庭	・内耳の中央部分　　・側壁にある前庭窓で鼓室に接する	

		聴覚	平衡覚			
骨迷路		蝸牛	前　庭		骨半規管	
膜迷路		蝸牛管	卵形嚢	球形嚢	膜半規管	
	受容器	コルチ器	**平衡斑**	**平衡斑**	**膨大部稜**	
	感度		水平方向	垂直方向		
			直線加速度		回転加速度	
内耳神経		蝸牛神経	前庭神経			
神経節		ラセン神経節	前庭神経節			

有毛細胞	・感覚上皮　　**・膨大部稜、平衡斑**、コルチ器(**ラセン器**)等に存在	

CHECK

*	1	眼房水の産生部位はどれか？　網膜、毛様体、脈絡膜、硝子体、水晶体
*	2	コルチ器があるのはどの部位か？　半規管、卵形嚢、球形嚢、蝸牛管、耳管
	3	眼房水が吸収される部位はどれか？　虹彩、毛様体、黄斑、強膜静脈洞
	4	耳管によって咽頭とつながるのはどれか？　前庭、鼓室、蝸牛、半規管
	5	眼球で硝子体に接するのはどれか？　結膜、網膜、強膜、脈絡膜
	6	聴覚器と関係ないのはどれか？　耳神経節、蝸牛神経、鼓室、ラセン器
	7	杆状体細胞があるのはどれか？　嗅粘膜、網膜、毛様体、味蕾、半規管
	8	正常において内部に空気が入らないのはどれか？　外耳道、鼓室、耳管、半規管
	9	眼球について正しいのはどれか？　①眼球に入る光量を調節するのは水晶体である　②強膜は線維性密生結合組織である　③結膜は涙腺を覆う　④脈絡膜は色素に乏しい
	10	耳について正しい記述はどれか？　①聴覚受容器として膨大部稜がある　②鼓室階の内部は内リンパ液で満たされている　③耳管は内耳と咽頭をつないでいる　④コルチ器は前庭階の中にある　⑤キヌタ骨は鼓室にある
	11	眼球の構造で正しいのはどれか？　①視神経乳頭は光に最も敏感な部分である　②眼球壁の外層は脈絡膜からなる　③毛様体は硝子体の厚みを調整している　④虹彩は水晶体の前面にある　⑤脈絡膜には視細胞が多く含まれている
	12	舌の前2/3の味覚をつかさどる神経は、何神経か？
*	13	正しい記述はどれか？　①角膜の知覚は眼神経が伝える　②散瞳には動眼神経が関与する　③下斜筋は滑車神経に支配される　④上眼瞼挙筋は顔面神経が支配する
	14	内耳に存在するのはどれか？　アブミ骨筋、鼓索神経、鼓膜、前庭、耳管
	15	眼球において、角膜の次に位置するのは何か？
	16	内耳について正しいのはどれか？　①鼓室にある　②半規管に蝸牛神経がつながる　③膜迷路の内部は内リンパで満たされる　④前庭窓にキヌタ骨がはまる
	17	嗅上皮は鼻のどこに存在するか？

1 → 毛様体	9 →②～密生結合組織～	17 → 鼻腔の上壁 (天井)
2 → 蝸牛管	10 →⑤キヌタ骨は鼓室にある	
3 → 強膜静脈洞	11 →④虹彩は水晶体の前～	
4 → 鼓室	12 → 顔面神経	
5 → 網膜	13 →①角膜の知覚は眼神～	
6 → 耳神経節、は関係ない	14 → 前庭	
7 → 網膜	15 → 前眼房	
8 → 半規管	16 →③膜迷路～満たされる	

CHECK

	1	視覚器で外節を有するのはどれか？　水晶体、杆状体、毛様体、硝子体
*	2	眼球について誤っている記述はどれか？　①網膜は神経組織により形成されている
		②視神経乳頭は中心窩の内側寄りにある　③黄斑は結膜の一部である
		④毛様体小帯は水晶体の周囲に付く　⑤脈絡膜にはメラノサイトが多い
*	3	滑車神経によって支配される筋はどれか？　内側直筋、下斜筋、下直筋、上斜筋
*	4	平衡斑があるのはどれか？　中心窩、球形嚢、コルチ器、膜半規管、味蕾
*	5	視覚器について誤っている記述はどれか？　①硝子体は水晶体と網膜との間にある
		②角膜上皮は重層扁平上皮である　③上直筋は動眼神経により支配される
		④瞳孔括約筋は横紋筋である　⑤涙腺は眼球の外側上方にある
	6	感覚伝導路と中継核との組合せで正しいのはどれか？　①聴覚伝導路-内側膝状体
		②視覚伝導路-下丘　③味覚伝導路-赤核　④平衡覚伝導路-蝸牛神経核
	7	膨大部稜があるのはどれか？　半規管、球形嚢、卵形嚢、蝸牛管、耳管
	8	平衡聴覚器について正しいのはどれか？　①鼓膜の振動は最初にアブミ骨に伝わる
		②卵形嚢は前庭にある　③蝸牛管内の振動は鼓室階から前庭階へと伝わる
		④半規管は身体の傾きを感知する　⑤平衡覚の受容器はコルチ器である
	9	感覚受容器と神経との組合せで正しいのはどれか？　①膨大部稜-嗅神経
		②平衡斑-舌咽神経　③味蕾-舌下神経　④網膜-眼神経　⑤コルチ器-蝸牛神経
	10	感覚と伝導路との組合せで正しいのはどれか？　①視覚－内側毛帯
		②触圧覚－外側毛帯　③聴覚－下丘　④味覚－唾液核　⑤嗅覚－膝神経節
	11	眼について正しいのはどれ？　①黄斑の中央部を視神経円板という　②水晶体と虹彩
		の間の空間を前眼房という　③角膜と強膜の境界部にシュレム管がある　④網膜の色素
		上皮層は単層円柱上皮よりなる　⑤物を見るときに焦点が合うのは視神経円板である
	12	眼球で正しいのはどれか？　①杆体細胞は黄斑に集中する　②眼房水は水晶体を
		栄養する　③瞳孔括約筋の収縮で散瞳する　④毛様体小体は硝子体に付着する
		⑤網膜中心動脈は視神経とは別の経路を通る　⑥後眼房は水晶体の後方にある

1 → 杆状体	9 →⑤コルチ器-蝸牛神経	
2 →③:正「黄斑は網膜～」	10 →③聴覚－下丘	
3 → 上斜筋	11 →③角膜と強膜の境界～	
4 → 球形嚢	12 →②眼房水は水晶体を～	
5 →④:正「～平滑筋である」		
6 → ①聴覚～-内側膝状体		
7 → 半規管		
8 →②卵形嚢は前庭にある		

CHECK

*	1	味蕾が存在しないのはどれか？　糸状乳頭、茸状乳頭、葉状乳頭、有郭乳頭
	2	コルチ器がある器官は何か？
	3	感覚神経がシナプスを介さないで脳に至るのはどれか？
		視覚器、味覚器、聴覚器、平衡覚器、嗅覚器
*	4	視覚器において、色彩に感受性が高い細胞は何か？
*	5	内耳にあるのはどれか？　鼓膜、鼓室、耳小骨、耳管、蝸牛
	6	誤っているのはどれか？　①水晶体混濁−白内障　②眼房水の循環障害−眼圧亢進
		③網膜で最初に光を受ける−視細胞　④黄斑の中央部−視神経乳頭がある
*	7	平衡斑が存在するのはどれか？　前庭、蝸牛管、鼓室階、半規管、耳管
	8	聴覚路に含まれるのはどれか？　①上丘と内側膝状体　②下丘と外側膝状体
		③上丘と外側膝状体　④下丘と内側膝状体　⑤上丘と下丘と内側膝状体
	9	「水晶体」「硝子体」「眼房」を、光が角膜から網膜に達する順に正しく並べると？
	10	嗅覚系で正しいのはどれ？　①嗅細胞は脳内にある　②嗅神経は篩骨の篩板を通る
		③嗅神経は嗅索内の神経細胞とシナプス接合をする
		④嗅細胞の先端は自由神経終末である　⑤鼻粘膜嗅部は鼻腔の下部にある
	11	総腱輪を起始としない筋はどれか？　上直筋、下直筋、外側直筋、下斜筋、内側直筋
*	12	次の①から⑤を、聴覚の情報が伝達される経路の順に並べなさい
		①キヌタ骨　②ツチ骨　③アブミ骨　④鼓室階　⑤前庭階
	13	眼球で正しいのは？　①虹彩は内膜である　②瞳孔括約筋は交感神経支配である
		③脈絡膜は線維膜である　④毛様体は平滑筋を含む
	14	耳管が連絡するのはどれか？　耳介−鼓膜、中耳−咽頭、　内耳−鼻腔、　外耳−中耳
	15	平衡覚を司るのはどれか？　前庭階、蝸牛窓、前庭器、前庭窓
	16	眼房水を産生する器官は何か？
	17	中耳に存在するのはどれか？　リンパ、耳道腺、耳管、骨迷路、平衡砂

1 → 糸状乳頭、にはない	9 → 眼房−水晶体−硝子体	17 → 耳管
2 → 内耳の蝸牛管	10 →②嗅神経は篩骨〜を通る	
3 → 嗅覚器	11 → 下斜筋	
4 → 錐状体視細胞	12 → ②→①→③→⑤→④	
5 → 蝸牛	13 →④毛様体は平滑筋を含む	
6 →④:正「黄斑中央−中心窩」	14 → 中耳−咽頭	
7 → 前庭	15 → 前庭器	
8 →④下丘と内側膝状体	16 → 毛様体	

CHARGE

5.外皮

(1)構成

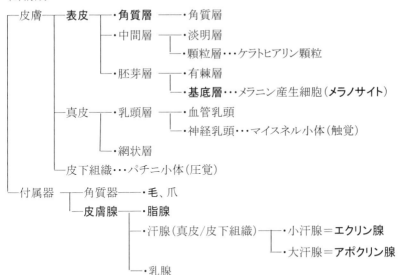

```
┌皮膚─┬─表皮─┬─・角質層 ─── ・角質層
│      │      ├─・中間層 ─┬─ ・淡明層
│      │      │          └─ ・顆粒層・・・ケラトヒアリン顆粒
│      │      └─・胚芽層 ─┬─ ・有棘層
│      │                  └─ ・基底層・・・メラニン産生細胞（メラノサイト）
│      ├─真皮─┬─・乳頭層 ─┬─ ・血管乳頭
│      │      │          └─ ・神経乳頭・・・マイスネル小体（触覚）
│      │      └─・網状層
│      └─皮下組織・・・パチニ小体（圧覚）
│
└付属器─┬─角質器─── ・毛、爪
        └─皮膚腺─┬─・脂腺
                 ├─・汗腺（真皮/皮下組織）─┬─ ・小汗腺＝エクリン腺
                 │                        └─ ・大汗腺＝アポクリン腺
                 └─・乳腺
```

(2)皮膚

表皮	・重層扁平上皮（外胚葉性） ・角質層、中間層、胚芽層	
真皮	・密生結合組織（中胚葉性）、密で強靭 ・乳頭層、網状層　　・血管と神経が豊富	
真皮乳頭	・表皮との境に真皮側から突出する乳頭 ・毛細血管や感覚神経の終末が入り込んでいる	
感覚神経	・マイスネル触覚小体（運動神経が分布）がある ・自由神経終末（痛覚、温度覚）がある	
皮下組織	・疎性結合組識（中胚葉性）、脂肪組織	
感覚神経	・ファーテル・パチニ小体（圧覚を受容）がある	
皮膚線条	・皮膚が急速に伸展されると、真皮に裂け目を生じる 　ex.妊娠線条、肥満線条、成長線条	

CHARGE

(3)付属器

毛	・表皮が変形したもの　・多量のケラチンを含む	
立毛筋	・平滑筋、交感神経支配　・収縮で鳥肌が立つ	
爪(母基)	・表皮が変形したもの　・角質の板	
	・爪母基から新しい爪が生える	
皮膚腺	・脂腺、汗腺、乳腺　・表皮が落ち込んでできた	
脂腺	・毛包(毛根中)に開口、ホロクリン分泌する 　＊ホロクリン分泌＝自身のつくった脂肪性の分泌物を排出 ・手掌と足底にはない	
独立脂腺	・毛に関係なく皮膚に開く　ex.口唇、肛門、乳輪、亀頭	
汗腺	・小汗腺、大汗腺（外胚葉性）　・交感神経が分布する	
エクリン腺	・小汗腺　・漏出性分泌 ・全身に分布　・体温調節に関与する	
アポクリン腺	・大汗腺　・離出性分泌 ・腋窩、乳頭、陰部、肛門 etc.	
乳腺	・乳汁を分泌する　・汗腺の変化したもの ・乳房提靱帯により10数個の乳腺葉に分けられる	

(4)筋、腱、関節の感覚神経

筋の伸縮	・感覚神経のⅠa線維(筋紡錘の核袋に分布)と 　Ⅱ線維(筋紡錘の核鎖に分布)が検出する	
筋紡錘	・横紋筋性の錘内筋細胞をふくむ感覚装置 ・運動神経(γ運動線維)が分布し、骨格筋の緊張を制御	
腱器官	・筋と腱の移行部にあり、骨格筋の張力を検知する ・感覚神経(Ⅰb線維)が分布する	
関節の動き	・滑液膜にファーテル・パチニ小体が分布する	

CHECK

*	1	真皮は強靭な結合組織からなり、毛や爪は真皮の変形したものである??
*	2	皮膚に脂腺がないのはどれか？ 頭部、項部、腋窩、手掌、背部、腰部、足底
	3	皮膚の構造で大量の膠原線維を含むのはどれか？ 爪、角質層、皮脂腺、真皮
	4	外分泌腺でホロクリン分泌するのはどれか？ 乳腺、脂腺、小汗腺、大汗腺
	5	毛に付属し毛包に開口するのはどれか？ 脂腺、エクリン汗腺、乳腺、アポクリン汗腺
	6	皮膚について誤っている記述はどれか？ ①表皮は結合組織に富む
		②真皮は膠原線維に富む ③皮下組織は脂肪組織に富む ④毛は角質に富む
	7	皮膚について正しい記述はどれか？ ①アポクリン汗腺は全身の皮膚に分布する
		②メラノサイトは角質層に存在する ③ルフィニ小体は痛覚に関与する
		④立毛筋は交感神経が支配する ⑤汗腺に副交感神経が分布する
	8	皮膚について正しいのはどれか？ ①表皮は有棘細胞の分裂によって増殖する
		②パチニ小体は真皮乳頭に存在する ③成人の右上皮は総面積の1/5を占める
		④立毛筋は副交感神経の支配を受ける ⑤自由神経終末は侵害刺激を受容する
*	9	手掌の皮膚には小汗腺が多い??
*	10	大汗腺(アポクリン汗腺)が多いのはどれか？ 鼻翼、腋窩、額、手掌、手背
	11	正しいのはどれか？ ①表皮は単層立方上皮からなる ②毛包には大汗腺が開口する
		③皮下組織は疎性結合組織からなる ④立毛筋は横紋筋である ⑤汗腺は表皮内にある
	12	皮膚腺でないのはどれか？ エクリン腺、アポクリン腺、乳腺、涙腺、脂腺
	13	運動神経が分布するのはどれか？ マイスネル小体、パチニ小体、腱紡錘、筋紡錘
	14	真皮乳頭に分布する感覚受容器は何か？
	15	皮膚線条の形成に関与しないのはどれか？ 妊娠、 肥満、 成長、 静脈瘤
	16	表皮の最表層を構成しているのは、何という層か？
	17	正しいのはどれか？ ①爪母基から新しい爪が生える ②立毛筋は横紋筋である
		③毛包浅部に汗腺が開口する ④毛は真皮の一部が変化したものである

1 →×、毛や爪は表皮	9 →○ (小汗腺＝エクリン腺)	17 →①爪母基から〜
2 → 手掌と足底	10 → 腋窩	
3 → 真皮	11 →③皮下組織は〜	※ ホロクリン分泌(全分泌)
4 → 脂腺	12 → 涙腺、皮膚腺ではない	・細胞内部が作った分泌物
5 → 脂腺	13 → 筋紡錘	で充満し、やがて変性し、
6 →①：正「表皮は上皮組織」	14 → マイスネル小体	細胞全体が分泌物となり
7 →④立毛筋は交感神経〜	15 → 静脈瘤、は関与しない	放出される(全分泌)
8 →⑤自由神経終末は〜	16 → 角質層	

CHARGE

【付録】体表解剖

1.体表から触知できる主な部位

区分	骨系（**体表から触知**）	筋系（皮下に触知）	脈管（**拍動部**）/神経系
頭部 顔面	・眼窩上孔（眼窩上切痕） ・**眼窩下孔** ・下顎角、オトガイ三角 ・**外後頭隆起** ・**乳様突起**	・咬筋 ・**胸鎖乳突筋**	・**顔面動脈**（下顎体部） ・浅側頭動脈 ・**後頭動脈**
頸部	・舌骨体 ・気管軟骨 ・甲状腺（発達時）	・僧帽筋	・総頸動脈 ・鎖骨下動脈
胸部	・胸骨角 ・**剣状突起**	・大胸筋　・三角胸筋溝 ・腋窩→**大胸筋、 広背筋、大円筋**	・心尖拍動
腹部	・**上前腸骨棘** ・**恥骨結合**	・外腹斜筋 ・腹直筋　　・腱画	
背部 肩部 腰部	・第7頸椎棘突起 ・肩甲骨 （肩甲棘、肩峰、烏口突起） ・**腸骨稜、上前腸骨棘** ・**仙骨角**	・**僧帽筋** ・脊柱起立筋 ・**三角筋** ・**大円筋**	
上肢	・**上腕骨内側上顆** （尺骨神経を触知） ・上腕骨外側上顆 ・尺骨茎状突起 ・橈骨茎状突起 ・豆状骨	・上腕二頭筋/三頭筋 ・**腕橈骨筋** ・**円回内筋、長掌筋腱** ・**橈側手根屈筋腱** ・**尺側手根屈筋腱** ・**長/短母指伸筋** ・**長母指外転筋**	・腋窩動脈 ・上腕動脈 ・橈骨動脈 ・尺骨動脈 ・**尺骨神経**
下肢	・**坐骨結節、恥骨結節** ・**大転子** ・大腿骨内側上顆 ・大腿骨外側上顆 ・**膝蓋骨、脛骨粗面** ・腓骨頭、内果、外果	・大腿四頭筋 ・半膜様筋 ・大内転筋 ・大腿二頭筋 ・下腿三頭筋 ・アキレス腱	・大腿動脈 ・膝窩動脈 ・**後脛骨動脈** ・足背動脈 ・**総腓骨神経**（腓骨頭）

CHECK

*	1	皮下に直接触れない筋はどれか？　三角筋、大円筋、棘上筋、僧帽筋
	2	体表から触れないのはどれか？　恥骨結節、坐骨結節、上前腸骨棘、弓状線
	3	寛骨で体表から触れない部位はどれか？　腸骨窩、腸骨稜、坐骨結節、上前腸骨棘
*	4	体表から拍動を触れる動脈は？　眼動脈、舌動脈、浅側頭動脈、上甲状腺動脈
	5	皮静脈とそれが通る部位との組合せで正しいのはどれか？　大伏在静脈-内果の後ろ 小伏在静脈-外果の前、橈側皮静脈-三角胸筋溝、外頸静脈-広頸筋の表層
	6	体表から触知できるのはどれか？　内耳孔、大後頭孔、眼窩下孔、下顎孔
	7	末梢神経を触知できるのは？　坐骨結節、大腿骨小転子、大腿骨内側上顆、腓骨頭
	8	体表から触知できるのはどれ　大坐骨切痕、坐骨結節、前仙骨孔、仙骨底、岬角
*	9	手の表面で腱を触知できない筋はどれか？ 短母指伸筋、長母指屈筋、長指伸筋、長掌筋、長母指外転筋
*	10	前腕で体表から触知できないのはどれか？　長掌筋腱、深指屈筋腱、 橈側手根屈筋腱、尺側手根屈筋腱、円回内筋、方形回内筋
	11	体表から触れるのはどれか？　剣状突起、翼状突起、肋骨頭、鈎状突起、歯突起
	12	顔面動脈の拍動を触れるのは？　側頭部、眼窩上部、オトガイ部、下顎体部
	13	「大腿神経、大腿動脈、大腿静脈」で、大腿三角内の内側から外側への正しい配置は？
	14	神経とその圧痛点との組合せで誤りはどれか？　①尺骨神経-上腕骨内側上顆後面 ②正中神経-外側二頭筋溝　③大後頭神経-外後頭隆起の外側　④三叉神経-眼窩下孔
	15	体表から拍動を触れるのはどれか？　椎骨動脈、舌動脈、外腸骨動脈、後脛骨動脈
	16	三叉神経の圧痛点はどれか？　眼窩上孔、茎乳突孔、内耳孔、大口蓋孔
	17	「ヤコピー線」について簡潔に説明しなさい
	18	筋腹を体表から触れるのはどれか？　回外筋、方形回内筋、腕橈骨筋、長母指屈筋
	19	上腕骨内側上顆後面で触れるのは？　筋皮神経、正中神経、橈骨神経、尺骨神経
	20	体表から拍動を触れるのはどれか？　顎動脈、舌動脈、後頭動脈、腕頭動脈
	21	正しいのはどれか？　①横隔膜は呼気時に肋骨弓より下にある　②胸骨角は第1肋間 の高さにある　③肺尖は鎖骨上窩の高さにある　④肋骨弓は第7〜12肋軟骨からなる

1 → 棘上筋（僧帽筋の下）	9 → 長母指屈筋、は触れない	17 → 左右腸骨稜の最高点を
2 → 弓状線、は触れない	10 → 深指屈筋腱と方形回内筋	結ぶ線
3 → 腸骨窩、は触れない	11 → 剣状突起	18 → 腕橈骨筋
4 → 浅側頭動脈	12 → 下顎体部	19 → 尺骨神経
5 → 橈側皮静脈-三角胸筋溝	13 → ＊静脈-＊動脈-＊神経	20 → 後頭動脈
6 → 眼窩下孔	14 →②:正中神経は手根管部	21 →③肺尖は鎖骨上窩の〜
7 → 腓骨頭（総腓骨神経）	15 → 後脛骨動脈	
8 → 坐骨結節	16 → 眼窩上孔	

145

新訂 これは使える 解剖学ノート C&C

2023年6月14日　第1刷発行

編　者　アイル編集グループ
発行者　安井喜久江
発行所　㈱たにぐち書店
　　　　〒171-0014　東京都豊島区池袋2-68-10
　　　　TEL. 03-3980-5536　FAX. 03-3590-3630
　　　　たにぐち書店 .com

乱丁・落丁本はお取替えいたします。